W0255698

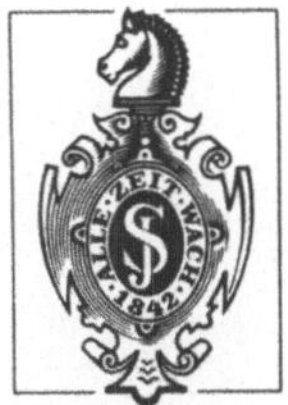
ALLE·ZEIT·WACH
1842

Kurt A. Lennert

Die Fistel

Diagnostik und Therapie

Mit 49 Abbildungen in 87 Einzeldarstellungen

Springer-Verlag Berlin Heidelberg GmbH

Prof. Dr. med. Kurt A. Lennert
Chirurgische Klinik des Evangelischen Krankenhauses
Virchowstraße 20, 46047 Oberhausen

ISBN 978-3-662-00838-6 ISBN 978-3-662-00837-9 (eBook)
DOI 10.1007/978-3-662-00837-9

Die Deutsche Bibliothek – CIP-Einheitsaufnahme
Lennert, Kurt A.: Die Fistel: Diagnostik und Therapie / Kurt A. Lennert. – Berlin; Heidelberg; New York; London; Paris; Tokyo; Hong Kong; Barcelona; Budapest: Springer, 1994

Ursprünglich erschienen bei Springer-Verlag Berlin Heidelberg 1994.
Softcover reprint of the hardcover 1st edition 1994

Satz: K+V Fotosatz GmbH, Beerfelden
21/3130-5 4 3 2 1 0 – Gedruckt auf säurefreiem Papier

Meiner Frau in Dankbarkeit gewidmet

Vorwort

Seit den Anfängen der Medizin müssen Ärzte Fisteln behandeln. Selten heilt eine Fistel spontan aus, meist muß sie operiert werden. Da die Fistel zum Rückfall neigt, erfordert ihre Therapie viel Geduld und Erfahrung des Arztes.

Fisteln können überall im Organismus vorkommen. Sie werden entsprechend ihrem Ursprung in den verschiedenen Fachdisziplinen behandelt.

In dem vorliegenden Buch wurde der Versuch unternommen, die Fisteln *fachübergreifend* darzustellen und die Grundprinzipien ihrer Behandlung aufzuzeigen. Dabei wurden die Fistelformen ausführlich besprochen, die im chirurgischen Alltag häufig beobachtet werden. Die therapeutischen Empfehlungen beruhen im wesentlichen auf Erfahrungen, die bei über 1300 behandelten Patienten gewonnen wurden.

Die schematischen Zeichnungen wurden von Herrn K. Weil, Frankfurt/M., angefertigt, wofür ich ihm herzlich danke. Beim Schreiben des Manuskriptes hat mich meine Sekretärin, Frau Kober, tatkräftig unterstützt. Ihr zu danken ist mir eine selbstverständliche Pflicht. Schließlich möchte ich mich bei Frau Dr. Heilmann, Springer-Verlag, besonders bedanken, daß sie die Entstehung und Herausgabe des Buches stets mit großem Wohlwollen begleitete.

Möge der „Leitfaden" vielen Kollegen eine Hilfe für die Erkennung und Behandlung des Fistelleidens sein.

Oberhausen, Januar 1994 Kurt A. Lennert

Inhaltsverzeichnis

Einführung

Das Fistelleiden ist eine chirurgische Erkrankung, die für den Patienten selbst nicht lebensgefährlich ist, aber sein Wohlbefinden sehr beeinträchtigen kann. Nicht selten muß sich der Patient zahlreichen operativen Eingriffen unterziehen, um Heilung zu erfahren. Die Chronizität des Leidens erfordert viel Geduld für Arzt und Patienten.

Das Wort „Fistel" wird vom lateinischen Wort „fistula" abgeleitet und heißt „Röhre". Die Fistel ist somit ein angeborener oder erworbener Gang, der mit Epithel oder Granulationsgewebe ausgekleidet ist und zwei voneinander getrennte Systeme wie Körperhöhle und Körperoberfläche bzw. Darmlumen und Körperhöhle verbindet.

1 Klinik der Fistelkrankheit

1.1 Klassifikation der Fisteln

Angeborene Fisteln

Angeborene Fisteln sind Reste von Gängen aus der Embryonalzeit, die mit Epithel ausgekleidet sind. Sie zeigen zunächst keine entzündliche Reaktion. Meist müssen sie in den ersten Lebenstagen oder -wochen operativ behandelt und verschlossen werden. Geht der Fistelgang vom Magen-Darm-Trakt aus, wie z. B. die Fistel bei Ösophagusatresie oder die Dammfistel bei Analatresie, so ist ein notfallmäßiger Eingriff erforderlich. Andere angeborene Fistelgänge werden erst dann entdeckt, wenn eine sekundäre Infektion auf die Fistel hinweist.

Erworbene Fisteln

Erworbene Fisteln sind in der Regel entzündlicher Genese. Im Organismus verursachen pathogene Keime eine umschriebene akute Entzündung mit Nekrosebildung. Der Eiterherd wird von Granulationsgewebe, der sog. Abszeßkapsel, umgeben.

Je nach Virulenz der Keime breitet sich der Abszeß in Richtung des geringsten Widerstandes aus und erreicht auf diese Weise die benachbarte Oberfläche. Die entstandene Verbindung des in der Tiefe gelegenen eitergefüllten Raums und der Körperoberfläche wird mit Granulationsgewebe ausgekleidet. Dieser Kanal wird dann als Fistel bezeichnet. Entleert sich durch den Gang das putride Gewebe, so heilt die Entzündung in der Tiefe aus.

Wird der unnatürliche Verbindungsgang gegen die Umgebung einseitig abgedichtet, so entsteht die Ventilfistel. Das entzündliche Sekret kann dann nicht mehr abfließen. Klinisch treten die Symptome der Entzündung, der sog. Fistelkrankheit, auf.

Die Fistel kann man nach unterschiedlichen Gesichtspunkten, nach Entstehung, Lokalisation oder zeitlichem Auftreten, einteilen.

Angeborene Fisteln sind stets mit Epithel ausgekleidet und werden durch entwicklungsgeschichtliche Rückstände verursacht. Sie heilen nie spontan aus und müssen stets operativ beseitigt werden.

Erworbene Fisteln sind die Folge einer Entzündung mit Übergreifen auf die Umgebung wie z. B. die Hautfistel bei chronischer Osteomyelitis oder die Sigma-Blasen-Fistel bei Divertikulitis. Wenn die Öffnung am Ende eines längeren Weichteilwegs nach außen mündet, handelt es sich um eine Röhrenfistel. Ist die Schleimhaut unmittelbar mit der Haut verwachsen, dann liegt eine Lippenfistel vor. Mündet die Fistel nach außen, dann sprechen wir von einer äußeren Fistel, verbindet sie zwei innere Hohlorgane miteinander, dann liegt eine innere Fistel vor.

1.2 Symptome

Bei *angeborenen Fisteln* entleert sich aus einem Fistelostium wenig farblose Flüssigkeit. Patienten mit angeborener Halsfistel klagen über rezidivierende „Abszesse“, die sich spontan öffnen und entleeren.

Die *chronischen Fisteln* verursachen zwar nur geringe Krankheitserscheinungen, können aber die Leistungsfähigkeit der Patienten erheblich beeinflussen. Die Patienten haben oft eine lange Leidensgeschichte mit zahlreichen Operationen hinter sich. Schlechter Ernährungszustand bis zur Kachexie entwickelt sich vor allem bei der Magen-Dickdarm-Fistel oder der hohen Dünndarmfistel. Feuchtigkeit durch geringe Sekretion aus der Fistel, entzündliche Veränderungen der Haut in der Umgebung der Fistelöffnung, vor allem bei Pankreas- oder Dünndarmfisteln, geben wichtige Hinweise auf den Ursprung. Stuhl- oder Windabgang durch Harnröhre oder Scheide sprechen für eine Verbindung zwischen Dickdarm und Harnblase bzw. Scheide.

Verschließt sich die Fistelöffnung, ohne daß die Ursache beseitigt ist, dann entwickelt sich klinisch das Bild der akuten Entzündung mit den klassischen Entzündungszeichen wie Fieber, lokale Rötung und Schmerzhaftigkeit.

1.3 Diagnostik

Die allgemeine Fisteldiagnostik besteht aus

- Inspektion,
- Sondierung,
- Fistulographie,
- Endoskopie,
- Laboruntersuchung.

Eine äußere Fistel ist durch die einfache *Inspektion* zu diagnostizieren. Je nach Zusammensetzung des Fistelsekrets ist die umgebende Haut gerötet oder mazeriert.

Die *Sondierung* des Fistelgangs ist eine einfache und ungefährliche Methode, um sich über dessen Tiefe und Verlauf zu informieren. Da der Fistelgang mit Granulationsgewebe bzw. Schleimhaut ausgekleidet ist, läßt er sich ohne größere Schmerzen sondieren. Um den Ursprung und den Verlauf einer Analfistel zu erkennen, hat sich die sog. Hakensonde nach Stelzner (Abb. 1) sehr bewährt.

Die Injektion von Blaulösung in den Fistelgang ist eine einfache und erprobte Methode, um den Verlauf und die Ausdehnung des Fistelgangs während der Operation sichtbar zu machen. Dabei wird blauer Farbstoff (z.B. Methylenblau) mit Milch verdünnt; dies verringert den Übertritt des blauen Farbstoffs in das umgebende Gewebe.

Die *Fistulographie*, d.h. die röntgenologische Darstellung des Fistelgangs mit wasserlöslichem, resorbierbarem Kontrastmittel (z.B. Gastrografin) ist die Methode der Wahl, um Ursprung, Verlauf und Länge des Fistelgangs zu objektivieren (Abb. 2). Wenn die Fistel und der entzündliche Herd temporär getrennt sind, dann läßt sich der Fistelgang radiologisch nicht vollständig sichtbar machen (Anacker 1974; Pelster et al. 1989). Die hydrophile, hypertone Eigenschaft des Kontrastmittels „reinigt“ den Gang und die Abszeßhöhle, so daß sich

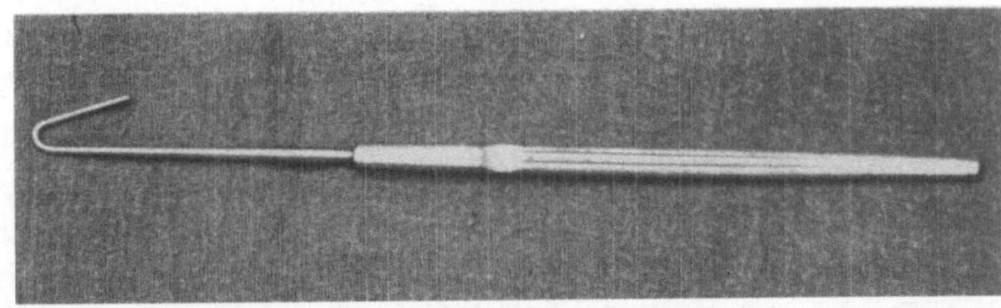

Abb. 1. Hakensonde nach Stelzner

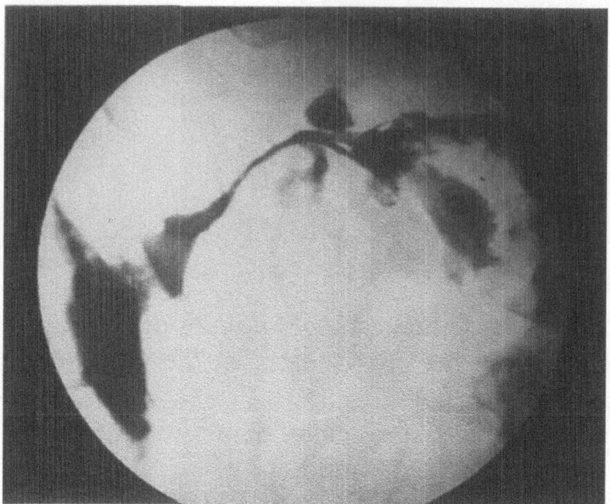

Abb. 2. Röntgendarstellung eines Fistelgangs im Bereich der rechten Beckenschaufel

die Fistel gelegentlich nach der Röntgenuntersuchung spontan schließt.

Chronische enterale Fisteln wie z. B. eine biliodigestive Fistel oder eine gastrokolische Fistel bzw. Sigma-Blasen-Fistel lassen sich am besten mit dem wasserunlöslichen Bariumsulfat röntgenologisch objektivieren.

Die *Endoskopie* allein spielt für die Diagnostik einer Fistel in bestimmten Fällen eine Rolle. Damit kann man zwar die Fistelöffnung, nicht aber die Ausdehnung des Fistelgangs beurteilen. Dies ist möglich, wenn der Fistelgang über einen endoskopisch eingeführten Katheter mit Kontrastmittel gefüllt wird. Zum Nachweis einer Pankreasfistel mit Hilfe der endoskopisch retrograden Pankreatikographie (ERP) oder einer ösophagobronchialen bzw. einer aortoduodenalen Fistel liefert die Endoskopie nicht nur wertvolle diagnostische Hinweise, sondern läßt sich auch gleichzeitig als therapeutische Möglichkeit einsetzen (Manegold u. Jung 1988).

Die *Laborwerte* geben Anhaltspunkte für das Ausmaß der Fistelkrankheit. Die Blutsenkungsgeschwindigkeit als eine einfache, rasch durchzuführende unspezifische Untersuchungsmethode ist in der Regel mäßig stark beschleunigt. Das Blutbild kann im Bereich der Norm liegen, gelegentlich finden sich aber eine mäßige Leukozytose und eine hypochrome Anämie im Sinne der Infektanämie. Im Falle einer Pankreasfistel liefert die Bestimmung der Amylase bzw. Lipase im Sekret einen wichtigen diagnostischen Beitrag.

1.4 Therapie

Die Behandlung einer Fistel erfordert sehr viel Geduld und Erfahrung. Bei Kenntnis der Ursache gelingt es unter Umständen, eine jahrelang erfolglos behandelte Fistel durch einen kleinen Eingriff auf Dauer zu beseitigen. Die Frage, welche Therapie zur Sanierung der Fistel angewandt werden muß, richtet sich nach der Ursache, dem zeitlichen Auftreten und dem Allgemeinzustand des Patienten.

Akute postoperative Fistel

Die akute postoperative Fistel infolge einer Insuffizienz nach enteraler Anastomose muß frühzeitig relaparotomiert werden. Ein Anastomosenleck nach Ösophagus-, Magen- oder Pankreasresektion ist oft nur zu drainieren, selten gelingt es, den Nahtbruch zu übernähen.

Ein Galleleck nach Eingriffen an Gallenblase und Gallenwegen führt zur galligen Peritonitis, die klinisch schleichend verläuft und deshalb in ihrer Gefährlichkeit unterschätzt wird. Trockene Zunge, Tachykardie, sonographisch-nachweisbare Flüssigkeitsansammlung im Gallenblasenbett sind Hinweiszeichen für die Relaparotomie. Da Gallenflüssigkeit kontinuierlich ausgeschieden wird, muß sie entweder über einen T-Drain oder eine biliodigestive Anastomose wasserdicht abgeleitet werden.

Die Therapie der Insuffizienz nach Dickdarmanastomose, die vor dem 10. postoperativen Tag auftritt, richtet sich nach dem klinischen Bild. Bestehen die Zeichen einer diffusen kotigen Peritonitis, so sollte die Anastomose aufgelöst, der distale Stumpf verschlossen und eine endständige Kolostomie angelegt werden. Nach sorgfältiger Lavage der Bauchhöhle können die Bauchdecken wieder verschlossen werden. Hat die Anastomoseninsuffizienz nur zu einer lokalisierten Peritonitis geführt, so genügt es im allgemeinen, eine passagere doppelläufige Kolostomie vorzuschalten. Das Gebiet der Anastomose selbst bleibt unberührt.

Als unterstützende Maßnahme dient vor allem bei enteralen Fisteln die parenterale Ernährung. Lokale Entzündungen der Haut heilen unter Verwendung von Stomahesivepaste oder Karayaplatten ab. Operative Maßnahmen, wie Etappenlavage, Einnähen eines „Reißverschlusses“ oder Vicrylnetzes, Anlegen einer Umgehungsanastomose oder Verlagerung des fistelnden Darmteils hängen vom Grundleiden und vom Allgemeinzustand des Patienten ab. – Kleinere Nahtbrüche, die nach dem 10. postoperativen Tag manifest werden, heilen in der Regel folgenlos aus.

Chronische Fistel

Die chronische Fistel ist „der Erschöpfungszustand des Organismus, um einen Krankheitsherd zu isolieren" (Stelzner). Sie heilt nur dann ab, wenn folgende Grundsätze beachtet werden:

- Beseitigung der Ursache,
- Entfernung des avitalen Gewebes,
- Versorgung des Fistelbereichs mit gut durchblutetem Gewebe.

Selten läßt sich die Ursache der Fistel durch lokale Spülungen oder Gabe von Antibiotika beseitigen. Ein enger Fistelgang, der eine Abszeßhöhle unvollkommen ableitet, heilt ab, wenn der Gang trichterförmig erweitert und das nekrotische Gewebe ausgeräumt wird (Abb. 3). Das Einlegen eines Drains ist überflüssig.

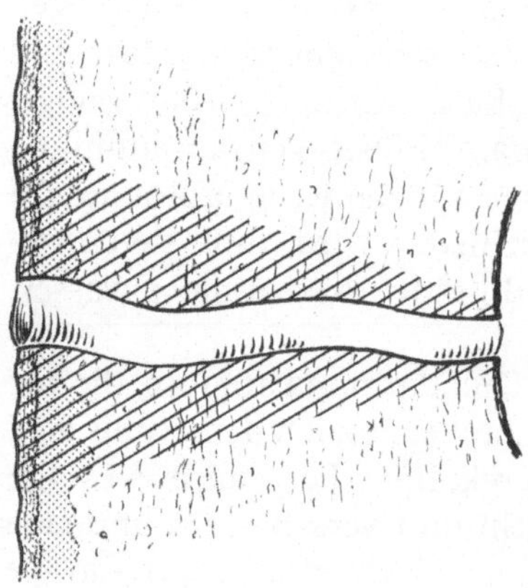

Abb. 3. Trichterförmige Exzision des Fistelkanals

Die Art des Eingriffs bei den chronischen Fisteln hängt vom befallenen Organ ab. Eine *Hautfistel*, die durch einen nichtresorbierbaren Faden oder andere Fremdkörper unterhalten wird, klingt nach Entfernung des Fremdmaterials rasch ab. Bei einem Sinus pilonidalis, der durch abgebrochene Haarbälge verursacht wird, ist oft eine breite Exzision notwendig.

Perianale Fisteln heilen aus, wenn der Ursprung des Fistelgangs sicher nachgewiesen ist und der gesamte Gang entdacht wurde. Bei hohen transsphinktären bzw. ischiorektalen Fisteln ist es oft nicht möglich, den Fistelgang in ganzer Länge zu spalten. In diesen Fällen wird das Gangsystem von perianal bis zur Rektumwand dargestellt und breit gespalten. Der durch die Darmwand ziehende Gang wird mit dem scharfen Löffel gereinigt, die Mukosa exzidiert. Der Defekt wird mit einem gestielten Mukosalappen gedeckt.

Enterale Fisteln müssen operativ beseitigt werden. Nach Röntgendarstellung der Fistel mit Bariumbrei wird nur der Darmanteil reseziert, der die Fistel verursacht. Der Fistelgang und die Mündung in das benachbarte Organ verschließen sich danach von selbst.

Da das umgebende Gewebe einer *radiogenen Fistel* schlecht durchblutet ist, muß das bestrahlte Gebiet breit exzidiert werden. Nur durch Verschiebelappenplastik, ausgedehnte Darmresektion oder andere plastische Maßnahmen läßt sich der bestrahlte Bereich mit gut durchblutetem Gewebe überbrücken.

2 Spezielle Fistelformen

2.1 Fisteln der Haut

In dieser Gruppe werden Fistellokalisationen zusammengefaßt, die in der Haut oder im subkutanen Gewebe ihren Ursprung haben und nicht mit dem Körperinneren verbunden sind. Sie sollen im folgenden besprochen werden.

2.1.1 Halsfistel

Die *mediane Halsfistel* ist ein nicht verödeter Ductus thyreoglossus, der beim Embryo am Zungengrund das Foramen caecum mit dem Processus pyramidalis der Schilddrüse verbindet. Klinisch besteht eine Schwellung in der Medianlinie des Halses mit einer punktförmigen Öffnung, aus der sich von Zeit zu Zeit schleimig-eitrige Flüssigkeit entleert. Die Umgebung der Haut ist reizlos.

Die *laterale Halsfistel* oder branchiogene Fistel entstammt Resten der 2. Kiementasche. Entsprechend der embryonalen Entwicklung erstreckt sich der Fistelgang von der Gaumenmandel zwischen der A. carotis interna und externa entlang dem M. sternocleidomastoideus bis oberhalb des Sternums. Die Diagnose läßt sich am besten durch röntgenologische Darstellung des Fistelgangs sichern.

Die Therapie besteht in der operativen Entfernung des Fistelgangs. Dabei muß bei der medianen Halsfistel das Zungenbein gespalten werden, da der Fistelgang unter dem Zungenbein verläuft. Nur dadurch läßt sich der gesamte Fistelgang sicher entfernen und ein Rezidiv vermeiden. Der Ursprung des Gangs wird ligiert (Abb. 4). Um die Präparation zu erleichtern, kann der Assistent den Zungengrund mit dem Finger entgegendrücken.

Zur Beseitigung der lateralen Halsfistel ist ein langer Schrägschnitt entlang des M. sternocleidomastoideus erforderlich, um den Gang von der äußeren Mündung bis zum Kieferwinkel freizulegen.

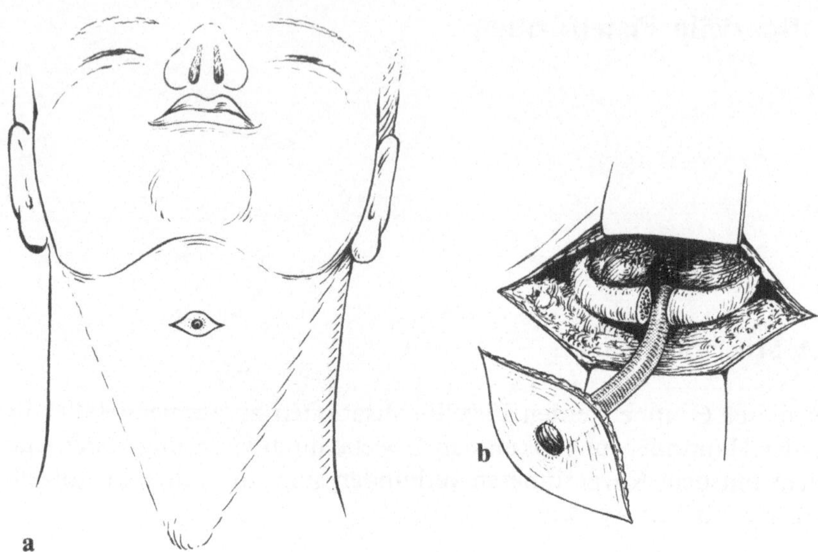

Abb. 4a, b. Operation der medianen Halsfistel. **a** Ovaläre Umschneidung der Fistelöffnung; **b** Exzision des Fistelgangs mit Durchtrennung des Zungenbeins

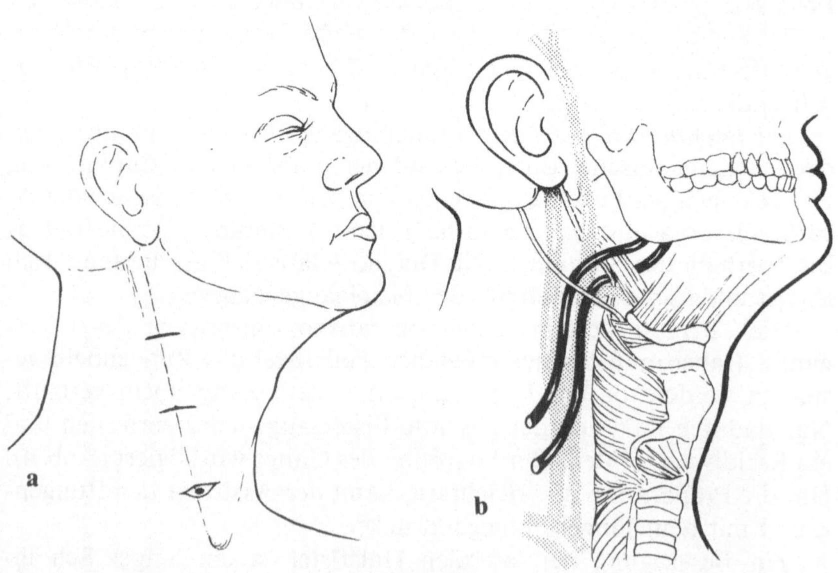

Abb. 5a, b. Operation der lateralen Halsfistel. **a** Inzision der Haut entlang des M. sternocleidomastoideus; **b** Freipräparieren des Fistelgangs bis zum Mundboden

An der Rachenwand wird der Gang unterbunden und durchtrennt (Abb. 5).

2.1.2 ***Nabelfistel*** (Abb. 6)

Am Nabel ist die äußere Haut mit dem Nabelring unmittelbar verwachsen. Die Fascia transversalis und das Peritoneum schließen die Nabelplatte gegen die Bauchhöhle ab. In den Nabel mündet der Dottergang, der Ductus omphalo-entericus, der das untere Jejunum mit dem Dottersack bzw. Nabel verbindet. Er obliteriert in der 8. Fetalwoche. Bleibt der Dottergang am äußeren Ende offen, so besteht eine blind endende Nabelfistel, bleibt sie im ganzen Verlauf offen, so liegt eine sog. Dottergangsfistel vor.

Der Gang der *Nabelfistel* ist mit Schleimhautepithel ausgekleidet und läßt sich mit einer Sonde mehr oder weniger tief verfolgen. Gelegentlich imponiert die äußere Öffnung wie ein Nabelgranulom, das nicht mit Schleimhaut überzogen ist.

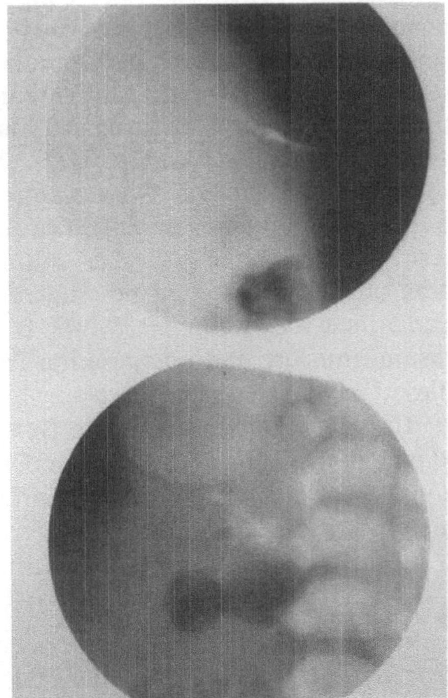

Abb. 6. Röntgendarstellung einer Nabelfistel im a.p.- und im seitlichen Strahlengang

Die *Dottergangsfistel* ist von der Nabelfistel klinisch nicht zu unterscheiden. Die Diagnose wird gestellt, wenn im Sekret Kotteile beigemischt sind.

Die *Urachusfistel* resultiert aus dem offengebliebenen Urachus, dem zweiten Gang aus der Fetalzeit. Nach Ablösung der Nabelschnur entleert sich aus dem Nabelgrund Urin.

Die Diagnose wird röntgenologisch gesichert. Die Therapie besteht darin, daß der gesamte Fistelgang bis zur Einmündung in die Harnblase exstirpiert wird.

2.1.3 Fremdkörperfistel

Im allgemeinen wird ein Fremdkörper vom Organismus reaktionslos toleriert. Handelt es sich um organisches Material, so wird es durch die phagozytäre Zelltätigkeit abgebaut und resorbiert. Anorganische Fremdkörper wie synthetisches Faden- oder Osteosynthesematerial bzw. Kunstgelenke heilen in der Regel „reaktionslos" ein. Es bildet sich zunächst Granulationsgewebe, das in Narbengewebe umgewandelt wird und den Fremdkörper durch eine bindegewebige Kapsel vom übrigen Organismus abgrenzt.

Tritt eine Infektion in der Umgebung auf, so versucht der Organismus den Fremdkörper abzustoßen. Am schwächsten Punkt sprengt das Wundsekret das Granulationsgewebe und bewirkt den Fistelaufbruch nach außen. Das entzündliche Sekret mit dem Zelldetritus fließt über den Fistelgang ab. Wenn der Fremdkörper spontan abgeht oder operativ beseitigt wird, heilt die Fistel ab. Dies trifft z. B. für die Fadenfistel zu. Wird nichtresorbierbares Fadenmaterial verwendet, dann muß es im Falle des Auftretens einer Fistel in toto entfernt werden. Selten gelingt es, mit dem sog. Fadenfänger den Faden oder einen Fadenrest zu beseitigen. Sicherer und schneller heilt die Fadenfistel aus, wenn die Wunde freigelegt, in den Fistelkanal Blaulösung injiziert und das gesamte Fadenmaterial entfernt wird. Auf diese Weise lassen sich jahrelang bestehende Fadenfisteln sanieren.

Ein Knochensequester im Bereich eines Amputationsstumpfs kann eine Hautfistel verursachen. Er ist röntgenologisch leicht nachzuweisen. Die Therapie besteht darin, den Fistelgang in toto zu exzidieren und den Sequester zu entfernen. Der Stumpf wird anschließend mit gut durchblutetem Weichteilgewebe gedeckt.

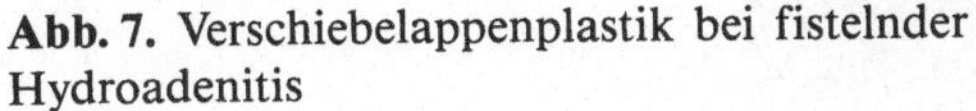

Abb. 7. Verschiebelappenplastik bei fistelnder Hydroadenitis

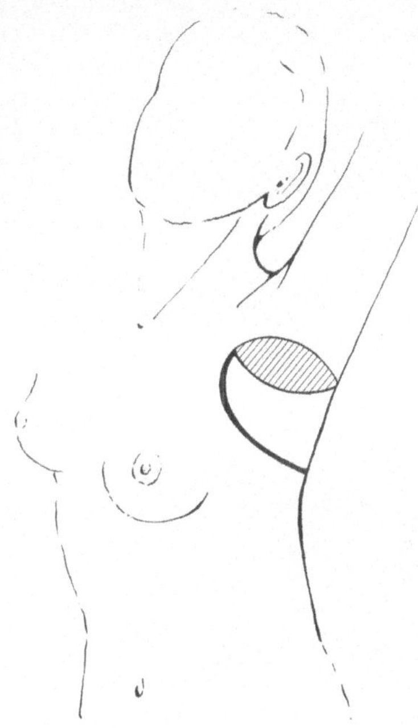

2.1.4 Fistel nach Hydroadenitis

Die Schweißdrüsenentzündung, die Hydroadenitis, wird durch pyogene Keime, meist durch Staphylokokken verursacht. Sie neigen zur Abszedierung und zum Rezidiv. Nach Inzision des Abszesses bleiben oft fistelnde Bezirke zurück. Zur Beseitigung der fistelnden Hydroadenitis bestehen 2 Möglichkeiten: So kann man auf konservativem Weg durch lokale Röntgenbestrahlung die Axilla „trockenlegen“. Beim operativen Vorgehen muß man das fistelnde Hautareal breit exzidieren. Der entstehende Defekt wird offengelassen oder durch eine Verschiebelappenplastik gedeckt (Abb. 7) (Banerjee 1992).

2.1.5 Fistel bei tuberkulöser Lymphadenitis

Die Halsdrüsentuberkulose ist eine sekundäre Tuberkulose, deren Ursprung in den Gaumen- oder Rachenmandeln liegt. Sie wird heute selten beobachtet und kommt vorwiegend bei Kindern, aber auch Erwachsenen zwischen dem 2. und 3. Lebensjahrzehnt vor (Remé 1960).

Klinisch finden sich im Halsbereich vergrößerte Lymphknotenpakete mit zentralen, käsigen Herden oder eitriger Einschmelzung. Die

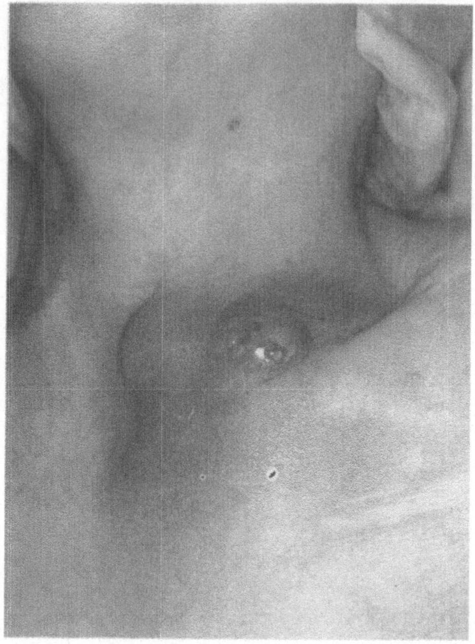

Abb. 8. Abszedierte Lymphadenitis tuberculosa an der linken Halsseite bei einer 81jährigen Frau

Umgebung kann entzündlich infiltriert sein. Fast ohne Schmerzen kommt es häufig zum Durchbruch nach außen, zur tuberkulösen Fistel (Abb. 8). Die Therapie besteht in der lokalen breiten Eröffnung und Exstirpation der befallenen Lymphknoten. Das nekrotische Gewebe wird ausgeräumt und die Wunde mit Situationsnähten verschlossen. Nachdem die Diagnose im Lymphknoten histologisch gesichert ist, wird noch eine tuberkulostatische Therapie angeschlossen.

2.1.6 Pyodermia fistulans sinifica

1962 beschrieben Krauspe und Stelzner ausgedehnte Fistelbildungen im Dammbereich, die in subkutane Gangsysteme führen, aber nie die subkutane Faszie durchbrechen. Sie stehen auch nicht mit dem Analkanal oder dem Rektum in Verbindung. Der klinische Verlauf ist chronisch und zeigt große Ähnlichkeit mit der Acne conglobata bzw. der Hydroadenitis. Die Haut ist derb, livide bis braunrot verfärbt und bei akuter Abszedierung schmerzhaft.

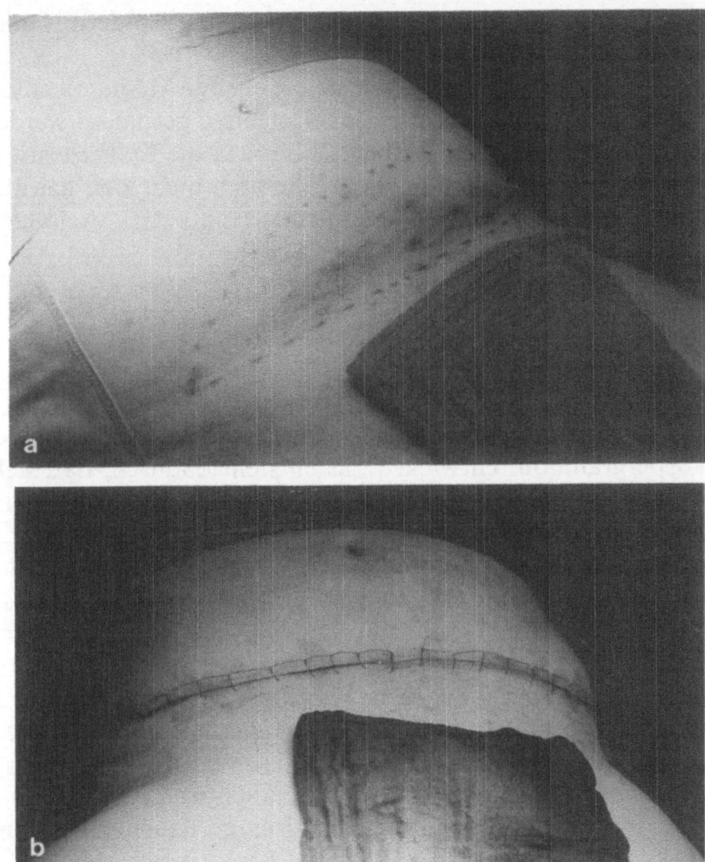

Abb. 9 a, b. Pyodermia fistulans sinifica bei einem 33jährigen Patienten im Bereich des Unterbauchs. **a** Vor Exzision, **b** nach plastischer Deckung

Neben dem perianalen Befall zieht der subkutane Infekt in Leistenbeuge, Skrotum oder Schamlippen. Die Erkrankung kann auch unter der Achsel, am Hals, an der Schulter und am Rücken entstehen. Die Fistelöffnungen sezernieren dünnflüssigen Eiter, der auch mit Talg und Detritus vermischt sein kann. Männer sind häufiger als Frauen betroffen.

Histologisch gleicht die Pyodermia dem Sinus pilonidalis; im Gegensatz dazu besteht aber keine Beziehung zu Haarfollikeln, Schweiß- oder Talgdrüsen. Vielmehr kommt es in kräftig entwickelten Hautfalten oder im Bereich von sinusartigen Einstülpungen der Oberhaut zur Anhäufung von Epidermisschuppen und Detritus, die reichlich pathogene Keime enthalten. Die Entzündung führt dann zu einer eitrig fibrinösen Geschwürbildung der Epidermis mit Fistelgängen, die in die Subkutis vordringen.

Die chirurgische Therapie ist die einzige Möglichkeit, die Fistel zu beseitigen. Dabei müssen die Fistelgänge gespalten werden. Die dazwischenstehende Epithelbrücke bewirkt die Epithelisation von ortsständigen Zellen. Bringt diese Therapie nicht den gewünschten Erfolg, dann muß man den befallenen Hautbezirk exzidieren und plastisch decken (Abb. 9) (Stelzner 1984).

2.1.7 Sinus pilonidalis

Der Sinus pilonidalis ist eine Hautfistel, die sich aus einem Fremdkörpergranulom entwickelt. Es entsteht dadurch, daß sich abgebrochene Haarbälge in der Hautfalte zwischen den Gesäßhälften infizieren (Carstensen u. Keichel 1963; Goodall 1961; Stelzner 1984). Als prädisponierende Faktoren gelten feuchte, mit Talg- und Schweißdrüsen besetzte Hautareale, Reibeeffekte zwischen den Gesäßhälften sowie übergewichtige Patienten. In der Umgebung der infizierten Haarbälge bildet sich ein Fistelgang, aus dem sich serös-eitriges Sekret entleert. Verlötet die äußere Fistelöffnung, dann entwickelt sich ein akuter Abszeß. In der Regel ist der Verlauf aber blande. Der Sinus pilonidalis wird meist zwischen dem 17. und 25. Lebensjahr beobachtet, wobei Männer häufiger befallen werden als Frauen. Die Fisteln in der Interdigitalfalte bei Friseuren haben einen ähnlichen Ursprung.

Die Therapie des Sinus pilonidalis ist mit einer hohen Rezidivquote belastet. Bei der konservativen Behandlung wird der Fistelgang mit Phenollösung geätzt (Stansby u. Greatorex 1989; Vara-Thorbeck et al. 1990). Diese Methode ist einfach und hat den Vorteil, daß sie die Dauer der Arbeitsunfähigkeit verkürzt.

Für die operative Therapie haben sich in den letzten Jahren 3 Verfahren durchgesetzt (Allen-Mersh 1990):

1. Breite, asymmetrische oder schräg elliptische Hautexzision mit primärer Naht; diese Methode eignet sich, um einen Sinus pilonidalis ohne entzündliche Begleitreaktion zu beseitigen. Die schräg zur Körperachse gelegte Schnittführung macht die Rima ani oberflächlicher und vermindert dadurch die Reibung der Gesäßfalten. Die Rezidivquote wird mit 3% angegeben (Marks et al. 1985).
2. Breite elliptische Exzision des fisteltragenden Hautareals mit anschließender offener Wundbehandlung und sekundärer Heilung; dieses Vorgehen ist bei infiziertem bzw. abszediertem Sinus piloni-

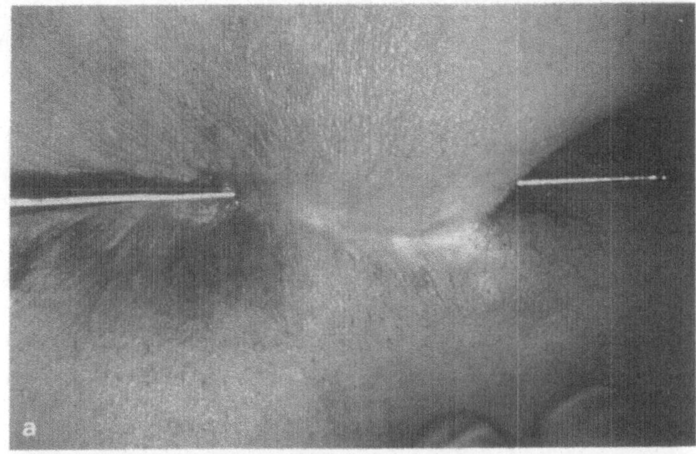

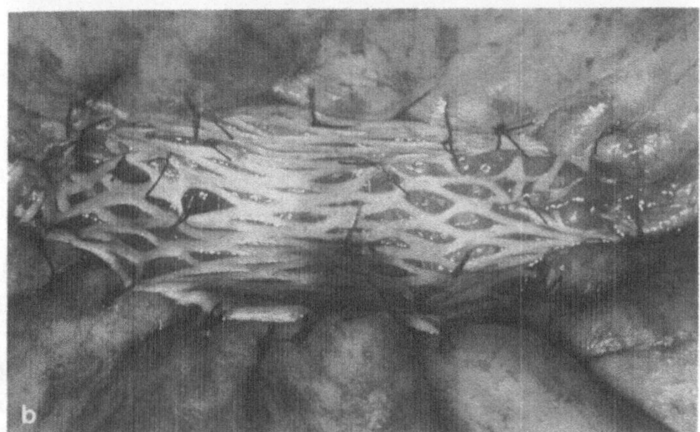

Abb. 10 a, b. 7. Rezidiv eines Sinus pilonidalis bei einem 28jährigen Patienten. **a** Vor Exzision des fisteltragenden Narbengebiets, Sonde im Fistelgang liegend; **b** nach Deckung des exzidierten Narbengewebes mit einem Mashcraft-Hauttransplantat

dalis die Therapie der Wahl. Die entstehende Narbenplatte bleibt ohne Haarwuchs und Hautdrüsen. Die Wundheilung dauert mindestens 6–8 Wochen. Sie läßt sich verkürzen, wenn man nach Abheilung der entzündlichen Hautveränderungen den Defekt mit einem Mashcraft-Hauttransplantat deckt.

3. Breite, elliptische Exzision und Deckung des Defekts mit Verschiebe- oder Spalthautlappen; dieses Verfahren eignet sich für Rezidive mit ausgedehnter Narbenplatte (Abb. 10) (Fishbein u. Handelsman 1979).

Die hohe Rückfallquote des operierten Sinus pilonidalis zeigt, wie schwierig im Einzelfall eine „einfache“ Fistel chirurgisch zu beseitigen ist.

2.2 Arteriovenöse Fistel

Die arteriovenöse Fistel ist eine Kurzschlußverbindung zwischen Arterie und Vene. Im Gegensatz zu den physiologisch vorkommenden arteriovenösen Anastomosen ist die arteriovenöse Fistel dadurch gekennzeichnet, daß sie vom Organismus nicht steuerbar ist und hämodynamische Rückwirkungen auf den Gesamtkreislauf mit kardiovaskulären Spätschäden ausübt. Die arteriovenösen Fisteln werden nach Vollmar (1975) eingeteilt in

- traumatische,
- iatrogene,
- spontane,
- konnatale.

Die traumatische arteriovenöse Fistel entsteht im Krieg meist durch Granat- oder Bombensplitterverletzungen, im Frieden durch Stich- und Schußverletzungen oder durch scharfkantige Knochenfragmente. In 80% der Fälle resultiert daraus eine direkte Verbindung zwischen Arterie und Vene. Bei 20% besteht zwischen Arterie und Vene ein aneurysmatischer Sack.

In 50% der Fälle liegt die traumatische arteriovenöse Fistel im femoropoplitealen Bereich, in 25% an den Gefäßen der oberen Gliedmaßen einschließlich Schultergürtel und in 25% im Bereich der Kopf- und Halsgefäße (Vollmar 1964).

Eine Sonderform bilden iatrogene traumatische arteriovenöse Fisteln, die durch Punktionskanülen, Skalpell oder scharfe Haken entstehen können.

Spontane arteriovenöse Fisteln entwickeln sich auf dem Boden einer Gefäßerkrankung, in der Regel bei einem Aneurysma. Gilling-Smith und Mansfield (1991) stellten aus der Literatur 148 Fälle von spontan aufgetretenen arteriovenösen Fisteln im Abdomen zusammen, die von einem Aortenaneurysma ausgingen.

Die konnatale arteriovenöse Fistel wird selten an umschriebener Stelle bei mittelgroßen Arterien wie A. femoralis, A. brachialis oder A. carotis beobachtet.

Beim Weber-Syndrom handelt es sich um eine generalisierte arteriovenöse Verbindung im Bereich größerer Körperpartien, wobei hämangiomatöse Gefäßbezirke zwischengeschaltet sind.

Klinik und Diagnose

Die Symptome hängen von der Lokalisation der arteriovenösen Fistel ab. Stauungsulzera und distale Nekrosen vor allem an den Akren werden bei Kurzschlußverbindung im Bereich der unteren Extremitäten beobachtet.

Klinisch läßt sich die Diagnose leicht stellen, wenn ein pulssynchrones Gefäßgeräusch (Maschinengeräusch) vorhanden ist, das bei Kompression verschwindet (positives Auslöschphänomen). Der klinische Nachweis wird durch die Ultraschall-Doppleruntersuchung ergänzt. Ein tastbares Aortenaneurysma mit akutem Kreislaufkollaps und pulsierenden Venen sind Hinweiszeichen für eine spontane abdominelle arteriovenöse Fistel. Die Diagnose wird durch die Arteriographie, evtl. in selektiver Form, gesichert.

Die Indikation zur Beseitigung der arteriovenösen Fistel ist gegeben, da immer Spätfolgen vor allem seitens des Herzens auftreten. Wegen der Dünnwandigkeit der Vene und der Brüchigkeit der Arterie ist die Operation sehr anspruchsvoll. Stets sollte vor der Präparation der arteriovenösen Fistel die zu- und abführende Vene und Arterie isoliert angeschlungen werden. Folgende operative Möglichkeiten stehen zur Verfügung (Abb. 11) (Vollmar 1975; Müller-Wiefel 1979):

1. Viererligatur: Sie ist nur dann möglich, wenn ein ausreichendes Kollateralnetz entwickelt ist. Sie eignet sich bei einer arteriovenösen Fistel in der Peripherie (Unterschenkel und Unterarm).
2. Trennung der kurzgeschlossenen Gefäße: Die Arterie und Vene werden dabei seitlich vernäht, evtl. unter Verwendung eines Patch.
3. Transvenöser Verschluß: Diese Methode sollte nicht angewandt werden, da die Gefahr des Fistelrezidivs sehr hoch ist.
4. Kontinuitätsresektion der Arterie: Dieses Verfahren ist dann notwendig, wenn ein isoliertes falsches Aneurysma zwischen den Gefäßen entwickelt ist. Der entstandene Defekt der Arterie wird

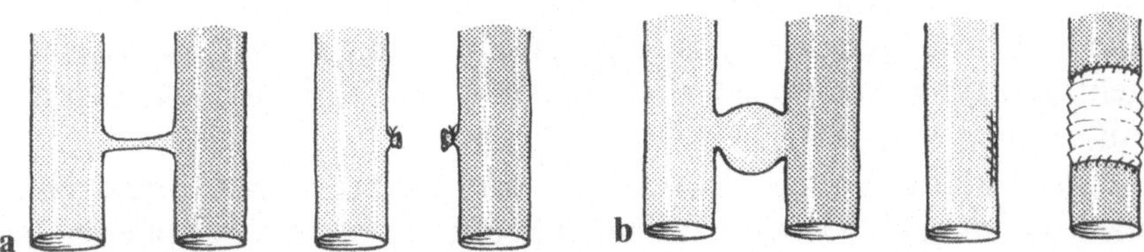

Abb. 11 a, b. Häufigste Formen der arteriovenösen Fistel. Direkte Verbindung und Durchtrennung der Verbindung (**a**); Verbindung über aneurysmatischem Sack und Resektion des Aneurysmas mit Zwischenschaltung einer Kunststoffprothese (**b**)

durch ein Transplantat überbrückt, die Vene seitlich genäht oder unterbunden.

Voraussetzung für das Gelingen der Operation ist die übersichtliche Darstellung des Fistelbereichs durch großzügige Inzisionen.

2.3 Lymphfistel

Das Lymphsystem ist über den ganzen Körper weit verzweigt und durch Anastomosen miteinander verbunden. Wenn größere Lymphgefäße durchtrennt und nicht unterbunden werden, wie z. B. bei der Ausräumung der Lymphknoten in der Achselhöhle oder bei Gefäßoperationen in der Leiste, können stark sezernierende Lymphfisteln auftreten. Sie verschließen sich in der Regel spontan, bei geduldigem Zuwarten. Bleibt eine Lymphfistel aber länger als 2–3 Wochen bestehen, so ist die operative Revision mit Ligatur der offenen Lymphgefäße angezeigt. Führt diese Methode nicht zum Erfolg, so kann man versuchen, die Lymphe mit Hilfe eines gestielten Netzlappens abzuleiten.

Die Lymphfistel nach Verletzung des Ductus thoracicus wird postoperativ durch den Lymphabfluß über die Thoraxdrainage bemerkt. Durch Verklebung der Pleurablätter und 14tägige „parenterale" Ernährung bei Nahrungskarenz sistiert der Lymphabfluß. Bleibt er länger bestehen, dann muß der Ductus thoracicus durch Rethorakotomie operativ verschlossen werden (Hamelmann u. Thiermann 1987).

2.4 Fistel bei chronischer Osteomyelitis

In den Markräumen großer Röhrenknochen breitet sich eine Infektion leicht aus und ist schwer zu behandeln. Es besteht daher die Gefahr, daß das akute Stadium der Infektion unabhängig von der Ursache – hämatogen oder posttraumatisch – in ein chronisches übergeht. Die typischen Folgen sind Weichteil- und Knochennekrosen mit Ausbildung von Fisteln und Sequestern.

Morphologisch lassen sich bei der chronischen Osteomyelitis nach Lennert (1965) vom zentralen Sequester bis zur peripheren Totenlade mehrere Entzündungszonen abgrenzen:

- Die *innere Zone* besteht aus fibrinreicher Eiterschicht mit vorwiegend neutrophilen Leukozyten, die ausschließlich aus dem Blut stammen.

- Daran grenzt die *Emigrationszone*, die sich aus lockerem, faserarmem Granulationsgewebe mit zahlreichen kleinen Blutgefäßen zusammensetzt. Hier finden sich reichlich Lymphozyten sowie wenig neutrophile Granulozyten und Monozyten.
- Der Emigrationszone folgt die *Stabilisationszone*, deren Hauptmasse die Plasmazellen enthalten. Da sie Antikörper bilden können, stellen sie einen Wall gegen die Ausbreitung der Bakterientoxine dar. Die Stabilisationszone wird umgeben von einem faserreichen Bindegewebe mit reichlich Gefäßen und verdicktem Knochen, der sog. Totenlade.

Dieser zonale Aufbau läßt sich bei jeder chronischen Osteomyelitis histologisch nachweisen, wobei die einzelnen Zonen unterschiedlich stark ausgebildet sein können. So beherrschen beim Brodie-Abszeß die Eiterung und Narbenbildung, bei der albuminären Osteomyelitis die Plasmazellinfiltration und bei der sklerosierenden Osteomyelitis die Osteosklerose das histologische Bild.

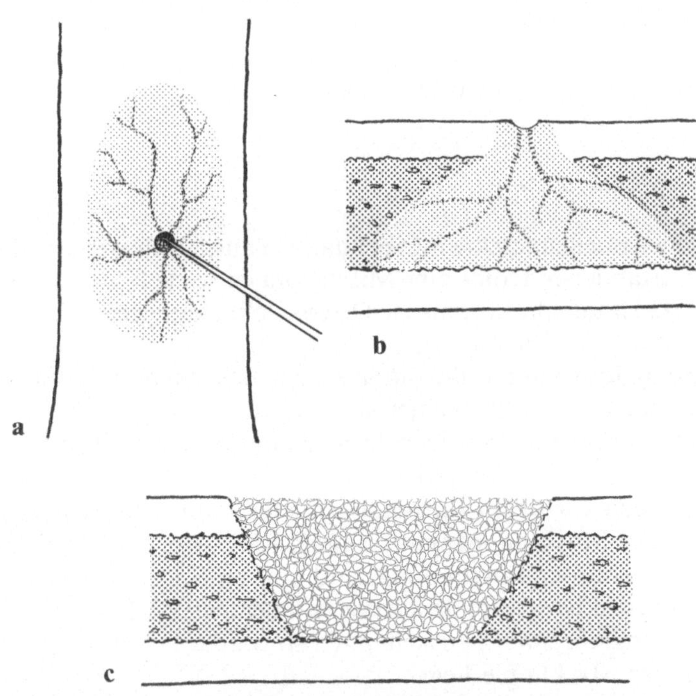

Abb. 12a–c. Therapie der chronischen Osteomyelitis. **a** Darstellung des Fistelsystems mit wasserlöslichem Kontrastmittel; **b** Entfernung der Knochensequester; **c** Auffüllung des Defekts mit Spongiosa

Präoperativ kann man den Entzündungsherd durch die konventionelle Röntgenaufnahme mit Schichtung oder durch das Computertomogramm darstellen. Die Ausdehnung des Fistelgangs läßt sich mit wasserlöslichem Kontrastmittel sichtbar machen (Sciuk et al. 1992).

Die Therapie der chronischen Osteomyelitis muß zum Ziel haben, das gesamte tote Gewebe zu entfernen und den befallenen Bereich zu revaskularisieren; nur dadurch wird die Knochenneubildung ermöglicht. Die Therapie umfaßt daher 2 Schritte: Die Sequestrotomie und die Defektauffüllung (Abb. 12).

Sequestrotomie

Die Hautfistel wird zunächst exzidiert und die Markhöhle mit dem Meißel breit eröffnet. Das nekrotische Gewebe einschließlich des Knochensequesters wird sorgfältig entfernt. Danach wird die Sklerosierungszone beseitigt, um die Voraussetzung für die Kapillareinsprossung zu schaffen. Makroskopisch ist dann genügend sklerosierter Knochen entfernt, wenn es aus der Abtragungsstelle punktförmig hellrot blutet. Färbende oder szintigraphische Markierungsverfahren geben keine größere Genauigkeit.

Defektauffüllung

Die Knochendefekte müssen danach ausgefüllt werden, da sich in der entstandenen Höhle eine Mischflora entwickelt, die schwer zu behandeln ist und die chronische Osteomyelitis unterhält (Ecke 1980). Liegt kein akutes Entzündungsstadium vor, wird die Höhle mit autologer Spongiosa ausgefüllt, die aus dem Beckenkamm entnommen wird. Da im sauren Milieu einer akuten Entzündung die Osteoklastentätigkeit vorherrscht, wird ein Transplantat bei akuter Entzündung als Sequester abgestoßen (Hierholzer 1975). – Die Spongiosaplastik eignet sich vor allem für Knochendefekte am Unterschenkel.

Die Muskellappenplastik nach Rühl [vgl. Ecke (1980)] bietet sich an, wenn der Entzündungsherd von einem dichten Weichteilmantel umgeben ist (Oberschenkel oder Oberarm). Bei dieser Methode wird ein angrenzender Muskellappen so präpariert, daß er spannungsfrei in der Markhöhle liegt.

2.5 Fistelkarzinom

Unter einem Fistelkarzinom versteht man einen malignen Tumor, der sich in einem Fistelgang entwickelt. (Davon unterschieden wird das Karzinom, das in die Umgebung über einen Fistelgang eingebrochen ist.) Durch den Reiz der Sekretflüssigkeit proliferiert in den Fistelgängen das verhornende Plattenepithel, das sich zu einem Karzinom entwickeln kann (Lennert 1965). Primäre Fistelkrebse wurden nach jahrelanger chronischer Osteomyelitis oder Analfistel beobachtet (Look et al. 1977; Rüdiger u. Draenert 1977; Fabian u. Fabian 1990).

Nach Rüdiger et al. (1977) muß man an die Entstehung eines Analfistelkarzinoms denken, wenn Patienten mit einer jahrelang bestehenden, wiederholt operierten Fistel bemerken, daß die Fistel plötzlich blutet, vermehrt Eiter sezerniert und eine derbe Schwellung in der Umgebung der Fistelöffnung auftritt. Durch die Probeexzision mit histologischer Untersuchung wird die Diagnose gesichert.

Bei alten Menschen kann man versuchen, den Tumor lokal bis zum Sphincter recti zu entfernen und die Kontinenz dadurch zu erhalten. Bei jungen Patienten dagegen muß der Fistelbereich breit exzidiert, das Kontinenzorgan mitentfernt und der Stuhl über einen endständigen Kunstafter abgeleitet werden.

Look et al. (1977) stellten aus der Literatur 300 Fälle von Fistelkarzinomen zusammen, die nach chronischer Osteomyelitis aufgetre-

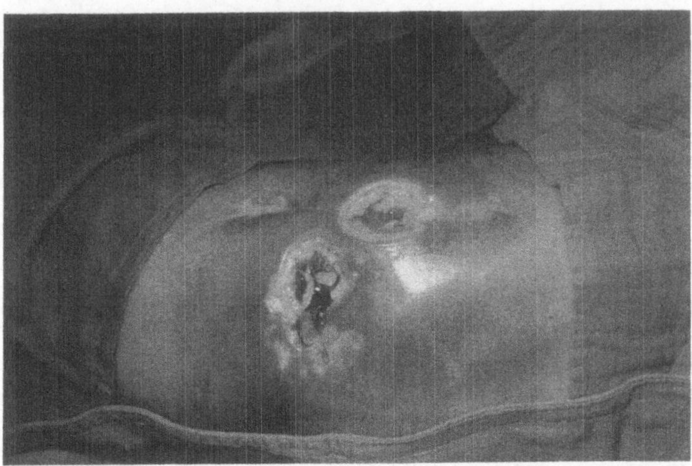

Abb. 13. Fistelkarzinom (linker Oberschenkel) bei 78jährigem Patienten nach Granatsplitterverletzung im Krieg. Der Tumor ließ sich nur durch Exartikulation entfernen

ten waren. Die durchschnittliche Expositionszeit betrug 30 Jahre, das Verhältnis Männer : Frauen 7,4 : 1, die Verschleppungszeit bis zur Sicherung der Diagnose 10 Monate.

Folgende Symptome weisen auf ein Fistelkarzinom bei chronischer Osteomyelitis hin:

- Ulzeröses Wachstum um die Fistelöffnung,
- verhärtete und fötid riechende Sekretion,
- Auftreten von Blutungen oder Spontanfraktur.

Die Diagnose läßt sich leicht – durch Entnahme einer Probe aus dem ulzerösen Bereich – histologisch stellen. Die Therapie richtet sich nach der Lokalisation. Die operative Entfernung des tumortragenden Knochenabschnitts ist die einzige Chance der Heilung (Abb. 13). Eine lokale Bestrahlung führt zu keiner Besserung, da das Plattenepithelkarzinom nicht strahlensensibel ist. Die beste Therapie besteht in der Prophylaxe. Daher sollte man immer versuchen, eine chronische Fistel operativ zu sanieren.

2.6 Thoraxfisteln

2.6.1 Tracheostoma

Die Tracheostomie mußte in früheren Jahren meist als Noteingriff wegen Erstickungsgefahr in Lokalanästhesie angelegt werden. Heute wird sie in der Regel als Elektiveingriff bei intubierten Patienten geplant und in Allgemeinnarkose vorgenommen.

Die Tracheotomie ist immer dann angezeigt,. wenn die oberen Atemwege vorübergehend oder dauerhaft verlegt sind, wenn eine assistierte Beatmung über einen längeren Zeitraum notwendig ist oder wenn eine Aspirationsgefahr bei Störungen des Schluckakts im Rahmen einer neurologischen Erkrankung besteht.

Technik (Abb. 14)

Der Eingriff wird in Allgemeinnarkose, im Ausnahmefall in Lokalanästhesie vorgenommen. Dabei liegt der Patient auf dem Rücken mit leicht überstreckter Halswirbelsäule. Etwa 2 Querfinger oberhalb des Jugulums wird eine 3,0 cm quere Hautinzision angelegt und das Platysma durchtrennt. Der M. sternohyoideus wird mit der Schere in Längsrichtung stumpf gespalten und die Trachea dargestellt. Bei breitem Schilddrüsenisthmus empfehlen einige Autoren den Isthmus

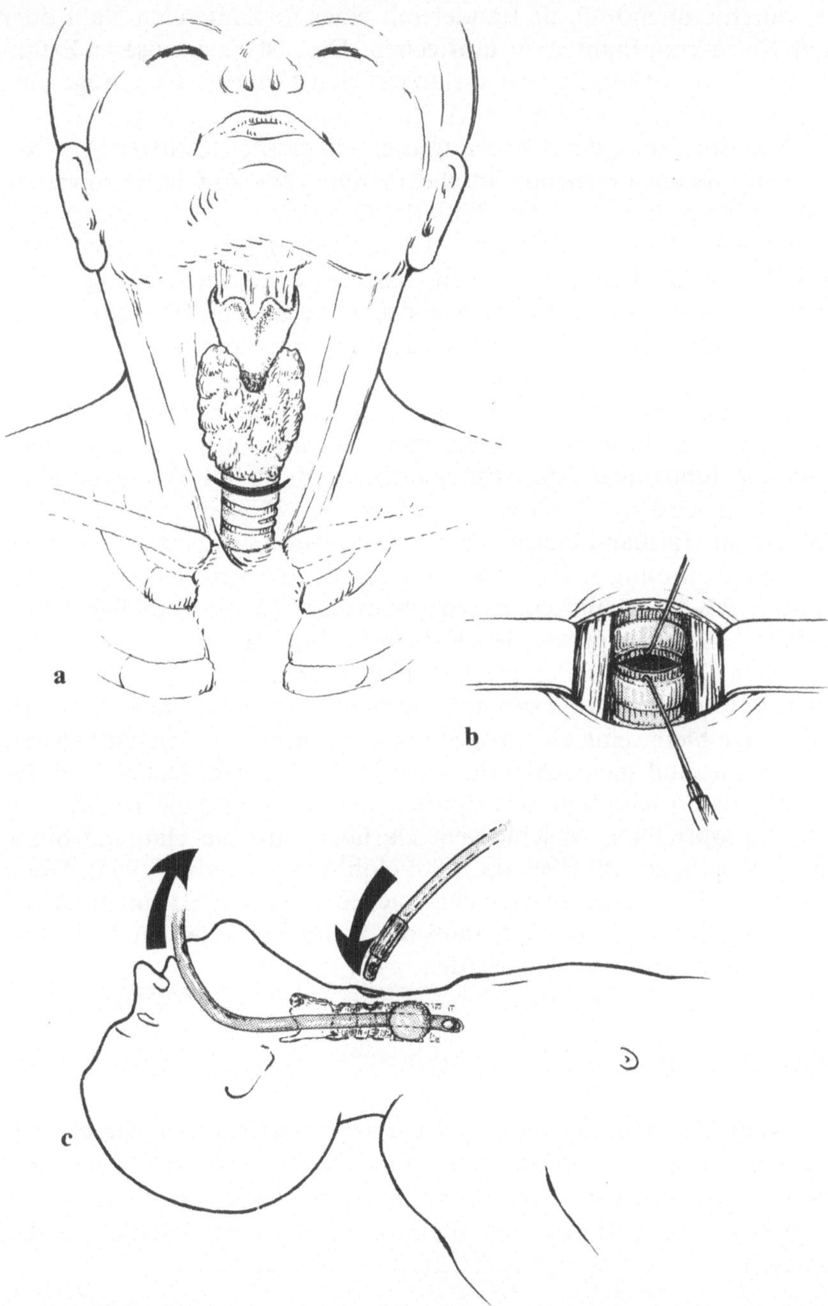

Abb. 14 a–c. Technik der Tracheotomie. **a** Inferiore Inzision; **b** Aufhalten der Trachea mit Einzinkerhaken; **c** Herausziehen des Trachealtubus unter gleichzeitigem Einführen der Trachealkanüle

zu durchtrennen und die Ränder mit einer fortlaufenden Naht oder mit Einzelknopfnähten zu umstechen. Dies ist nach unserer Erfahrung selten notwendig und verlängert den Eingriff. Es genügt, den Isthmus mit einem Langenbeck-Haken nach kranial wegzuhalten.

Vor Eröffnung der Trachea werden ein steriler Katheter zum Absaugen, die entsprechende Trachealkanüle (28–30 Charr) sowie ein steriler Konnektor zum Anschluß der Kanüle an den Narkoseapparat bereitgelegt. Die Trachea wird mit dem Skalpell längs und quer eröffnet. Dabei ist darauf zu achten, daß der erste Trachealring intakt bleibt, um eine subglottische Stenose zu vermeiden. Die Tracheotomie darf nicht zu tief angelegt werden, da dann der Ballon der Kanüle nicht aufgefüllt werden kann.

Die Inzisionsstelle der Trachea wird mit 2 Einzinkerhaken hochgehalten, der Intubationstubus vom Anästhesisten zurückgezogen und der Tubus über den Absaugkatheter in die Trachea eingeführt. Die Haut wird mit 2 Situationsnähten verschlossen und der Tubus mit einem Halsband locker fixiert. Postoperativ ist darauf zu achten, daß die Beatmungsluft ausreichend befeuchtet wird, um eine Inkrustation des Bronchialsekrets zu vermeiden. Die notwendige Bronchialtoilette wird mit sterilen Kathetern durchgeführt.

Nach Entfernung des Trachealtubus verschließt sich die nichtepithelisierte Trachealfistel spontan innerhalb weniger Stunden bis Tage. Als Folge bleibt eine eingezogene Narbe zurück. – Ein epithelisiertes Stoma muß mehrschichtig verschlossen werden. Dabei wird der Fistelgang umschnitten, das Epithel eingestülpt und die Trachea mit Einzelknopfnähten verschlossen. Darüber wird die Haut im Sinne der Z-Plastik genäht (Weerda 1980; Nohl-Oser u. Salzer 1985). Wenn neben der Fistel eine Stenose der Trachea von mehr als einem Drittel ihres Durchmessers besteht, muß die Stenose reseziert und die Trachea End-zu-End vernäht werden.

2.6.2 Ösophagostoma

Gelegentlich ist es notwendig, den Ösophagus vorübergehend oder dauernd auszuschalten und den Mundspeichel über ein Ösophagostoma nach außen abzuleiten. Die häufigsten Indikationen dazu sind zweizeitige Eingriffe an der Speiseröhre, schwere Verätzungen der Speiseröhre oder therapieresistente Ösophagusfisteln.

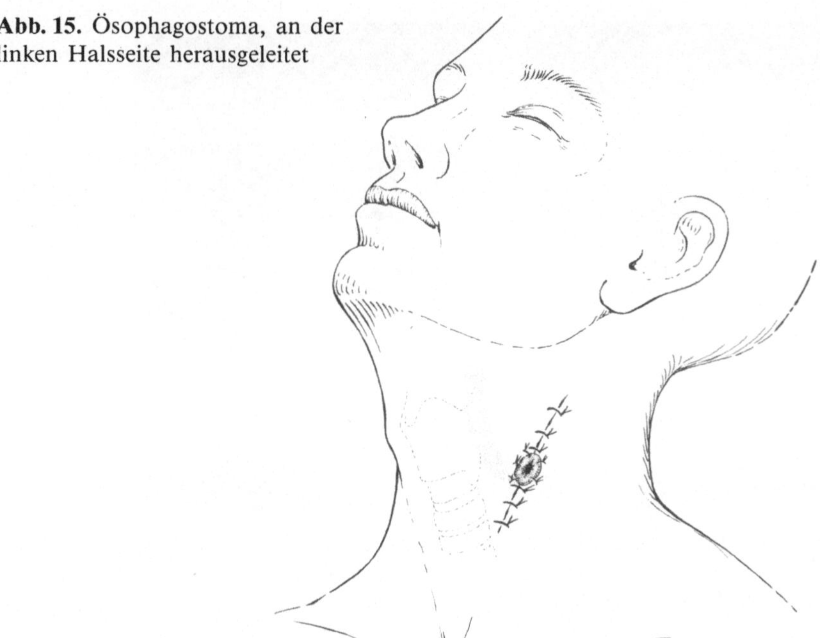

Abb. 15. Ösophagostoma, an der linken Halsseite herausgeleitet

Technik

An der linken Halsseite wird entlang dem M. sternocleidomastoideus eine etwa 5 cm lange Hautinzision angelegt. Der M. omohyoideus wird durchtrennt und die Speiseröhre hinter dem linken Schilddrüsenseitenlappen aufgesucht. Zur leichteren Darstellung wird in die Speiseröhre eine Sonde eingelegt, die sich beim Hin- und Herbewegen mit dem Finger tasten läßt. Die Speiseröhre wird mit einer Overholt-Klemme unterfahren und mit einem Gummizügel angeschlungen. Nach Durchtrennung wird der distale Schenkel mit einer Durchstechungsligatur verschlossen und der proximale Schenkel aus der Halswunde herausgeleitet. Nach Wundverschluß wird der Ösophagus mit 4 Einzelknopfnähten in die Haut eingenäht (Abb. 15).

2.6.3 Ösophagusfistel

Die Ursache der akuten Ösophagusfistel ist mannigfaltig; sie kann spontan, traumatisch, instrumentell oder postoperativ entstehen (Schriefers u. Gök 1974). Klinisch treten akute Schmerzen hinter dem Brustbein, Fieber, Tachykardie und Dyspnoe auf. Röntgenologisch

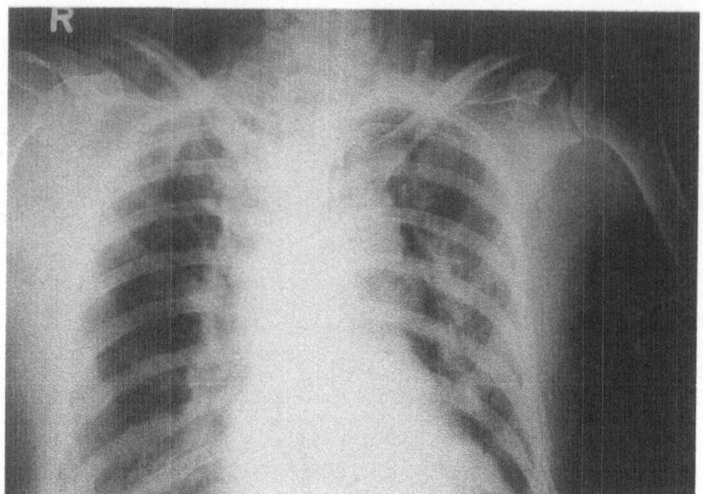

Abb. 16. Röntgenübersichtsaufnahme des Thorax bei 52jähriger Patientin mit Ösophagusperforation nach Einführen eines Magenschlauchs. Man erkennt subkutan und paramediastinal Luftansammlungen

sieht man auf der Thoraxübersichtsaufnahme Luftansammlung im Mediastinum (Abb. 16).

2.6.4 Ösophagotrachealfistel

Angeborene Fisteln

Die häufigste Form der Ösophagusatresie ist entsprechend der Einteilung nach Vogt (1929) die Verbindung des unteren Ösophagusabschnitts mit der Trachea, wobei der obere Ösophagus blind endet. Dyspnoe mit Zyanose nach der Geburt und Schleim vor dem Mund geben den ersten klinischen Hinweis auf eine Ösophagusatresie. Durch Sondierung mit einem Katheter, röntgendiagnostische Darstellung des Blindsacks mit Gastrografin und Röntgenübersichtsaufnahme des Abdomens, die Luft im Magen zeigt, wird die Diagnose gesichert.

Das therapeutische Vorgehen wird vom Zustand des Neugeborenen bestimmt. Bestehen keine Risikofaktoren wie pulmonale Entzündung, schwere Begleitmißbildungen und ein Geburtsgewicht unter 1800 g, so ist der Fistelverschluß mit Herstellung der Ösophaguspassage angezeigt (Abb. 17). Die Segmente der Speiseröhre werden dabei

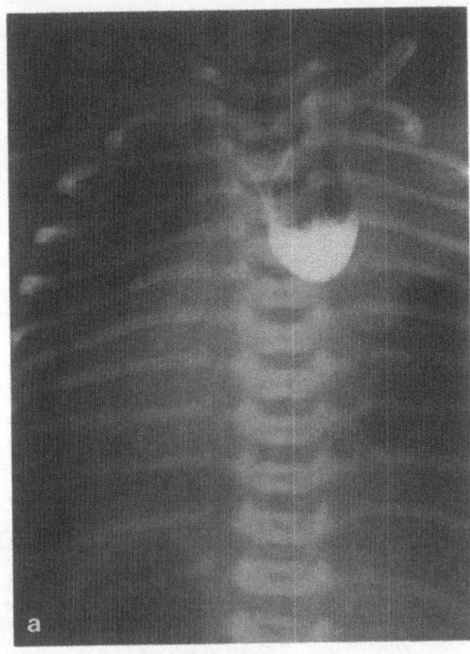

Abb. 17a–d. Angeborene Ösophagotrachealfistel bei 3 Tage altem Neugeborenen. **a** Röntgendarstellung des Blindsacks mit Gastrografin. **b–c** s. S. 32/33

entweder transpleural oder extrapleural freigelegt und mit Haltefäden markiert. Anschließend wird die Einmündung des kaudalen Ösophagussegments in die Trachea exakt freipräpariert und abgetrennt. Der Defekt der Trachea wird mit Einzelknopfnähten wasserdicht verschlossen. Danach wird das kraniale Ösophagussegment am tiefsten Punkt eröffnet und mit dem unteren Segment durch allschichtig gestochene Einzelknopfnähte anastomosiert. Vom Anästhesisten wird eine Nasensonde über die Anastomose in den Magen vorgeschoben. Darüber kann das Kind in den folgenden Tagen ernährt werden. Nach Einlegen einer Drainage wird der Thorax schichtweise verschlossen.

Erworbene Fisteln

Der Nachweis einer Ösophagusperforation wird röntgenologisch mit dem Gastrografin-Breischluck oder endoskopisch erbracht. Die Therapie richtet sich nach dem klinischen Zustand der Patienten und der Größe der Fistel. Bestehen subjektiv nur geringe Beschwerden, so

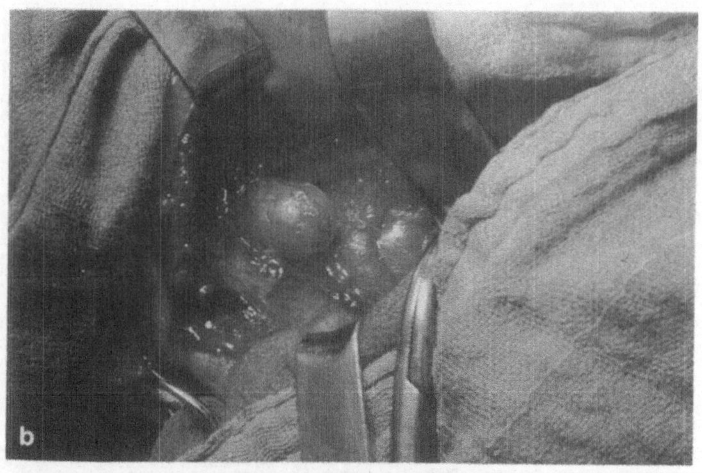

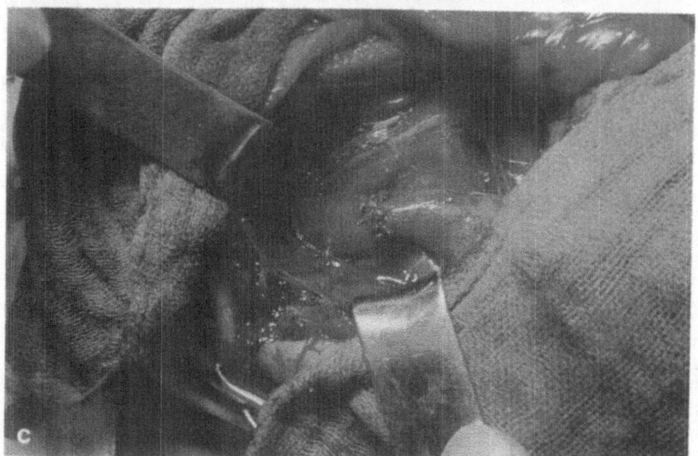

Abb. 17. b Operationssitus: Proximaler Blindsack und distaler Ösophagus mit Tracheaverbindung. **c** Naht der beiden Ösophagusenden. **d** s. S. 33

heilt die Fistel unter parenteraler Ernährung und antibiotischem Schutz aus. Ist die Operation angezeigt, so richtet sich das Vorgehen nach der Ursache und dem bestehenden Grundleiden. Es reicht von der einfachen Übernähung bis zur Ösophagusresektion mit Magenersatz bei irreversiblen Schäden des Ösophagus (Ginsberg u. Cooper 1983).

Die häufigste Ursache einer Ösophagustrachealfistel im Erwachsenenalter ist ein maligner Tumor, der von der Speiseröhre oder der Trachea ausgeht. Selten wird sie durch entzündliche Veränderungen

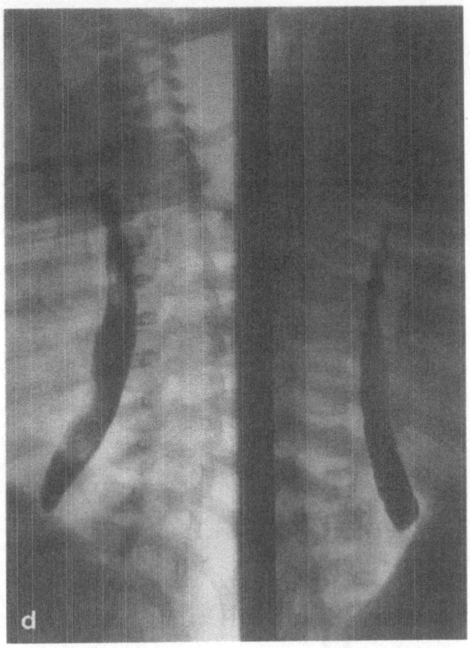

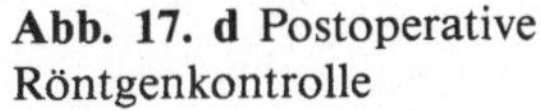
Abb. 17. d Postoperative Röntgenkontrolle

hervorgerufen. Reizhusten und Aspirationspneumonie sind die vorherrschenden Symptome. Der Fistelgang läßt sich endoskopisch oder radiologisch darstellen.

Die Therapie richtet sich nach dem Grundleiden. Liegt eine entzündliche Genese vor, so kann man versuchen, den Fistelgang mit Fibrinkleber oder mit Laserstrahlen zu verlöten (Jung et al. 1986; Manegold u. Jung 1988). Gelingt es nicht, den Fistelgang auf konservativem Weg zu verschließen, so muß der Ösophagus reseziert und durch den hochgezogenen Magen oder ein Koloninterponat ersetzt werden.

Liegt ein Ösophaguskarzinom mit Infiltration der Trachea vor, so kann man den Fistelgang mit einem Tubus verlegen, der endoskopisch plaziert wird. Wenn die technischen Voraussetzungen dazu nicht vorhanden sind, dann läßt sich der Tubus auch operativ plazieren.

Technik der Tubusimplantation (Abb. 18): Nach Laparotomie wird der Magen an der Vorderwand mit 2 Haltefäden armiert und mit dem Diathermiemesser quer eröffnet. Vom Magen aus wird eine halbsteife Gummisonde in den Ösophagus eingebracht und bis zum Mund

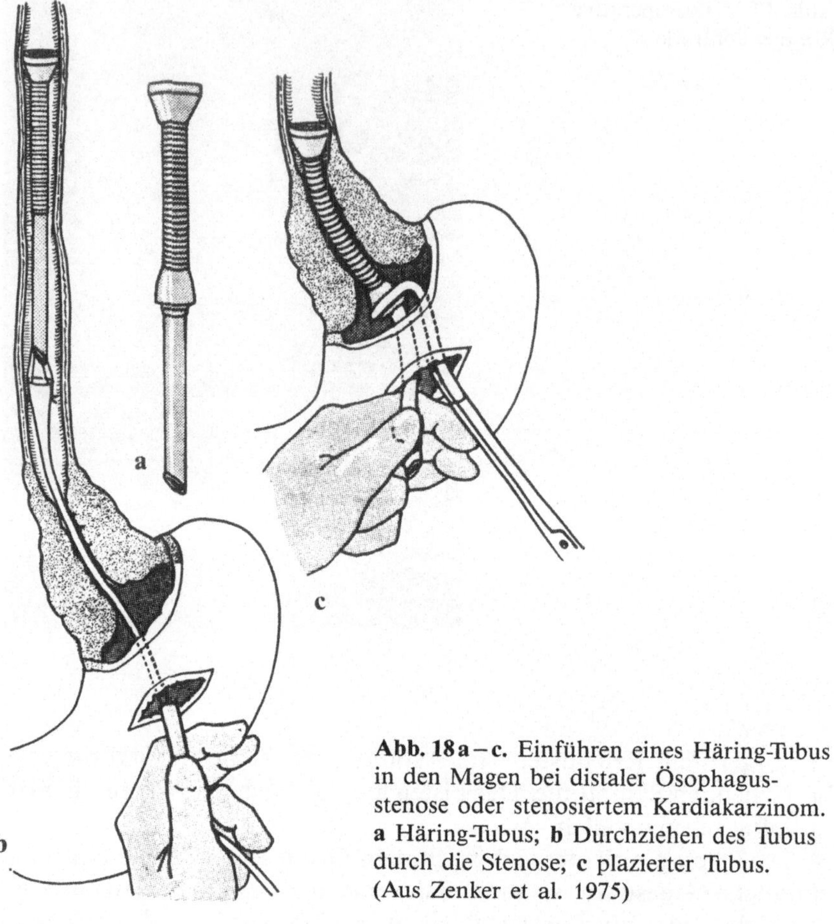

Abb. 18a–c. Einführen eines Häring-Tubus in den Magen bei distaler Ösophagusstenose oder stenosiertem Kardiakarzinom. **a** Häring-Tubus; **b** Durchziehen des Tubus durch die Stenose; **c** plazierter Tubus. (Aus Zenker et al. 1975)

hochgeschoben. Der Anästhesist verknotet den Tubus mit der Sonde, die vom Operateur in den Magen zurückgezogen wird. Die exakte Lage des Tubus wird röntgenologisch kontrolliert. Der schichtweise Verschluß des Magens und der Bauchdecken beendet den Eingriff.

Die Komplikationen nach Tubusimplantation sind zahlreich. Am häufigsten werden Dislokation, Blutung und Verlegung durch Nahrungsbestandteile beobachtet.

2.6.5 Bronchopleurale Fistel

Die bronchopleurale Fistel in der frühen postoperativen Phase nach Pneumonektomie muß notfallmäßig operiert werden. Um eine Aspiration von Flüssigkeit in die gesunde Lunge zu vermeiden, wird eine Drainage in die Thoraxhöhle eingelegt und die Flüssigkeit abgesaugt. Danach wird der Thorax eröffnet, der insuffiziente Bronchusstumpf dargestellt und nachreseziert. Anschließend wird er mit Stahldrahtnähten verschlossen und mit einem präparierten Interkostalmuskellappen gedeckt (Schmitz u. Saggan 1981; Nohl-Oser u. Salzer 1985).

Bei der späten bronchopleuralen Fistel liegt stets eine massive Infektion der Operationshöhle mit Schwartenbildung der Pleura und des mediastinalen Bindegewebes vor. Die Therapie gehört mit zu den schwierigsten Eingriffen in der Thoraxchirurgie. Als wichtigste Maßnahme gilt zunächst, die Abszeßhöhle ausreichend zu drainieren. Die weitere Therapie wie Teilresektion der Lunge mit Dekortikation der Restlunge und Thorakoteilplastik bzw. Auffüllen der Höhle mit einem gestielten Muskellappen richtet sich nach den Gegebenheiten (Arnold u. Pairolero 1990).

In seltenen Fällen kann auch das Bronchialsystem mit den Gallenwegen eine Verbindung eingehen und eine bronchobiliäre Fistel unterhalten. Klinisch tritt eine Biliophthisis auf, die mit Cholangitis und Ikterus einhergeht (Jugenheim et al. 1988).

2.7 Fisteln des Gastrointestinaltrakts

2.7.1 Magenfistel

Operative Magenfistel

Gelegentlich ist es notwendig, den Mageninhalt vorübergehend über einen Magenschlauch abzuleiten. Dies trifft zu, wenn eine länger dauernde Darmatonie, wie beispielsweise nach Dünndarmduplikatur wegen rezidivierendem Ileus, zu erwarten ist.

Zu diesem Zweck wird in der Mitte der Magenvorderwand eine Tabaksbeutelnaht gelegt und der Magen mit dem Diathermiemesser punktförmig eröffnet. Durch diese Öffnung wird ein 24-Charr-Ballonkatheter eingelegt und mit der Tabaksbeutelnaht am Magen befestigt. Der Katheter wird aus dem linken Oberbauch herausgeleitet, wobei die Magenvorderwand an der Bauchdeckenhinterwand mit zwei Einzelknopfnähten fixiert wird (Abb. 19).

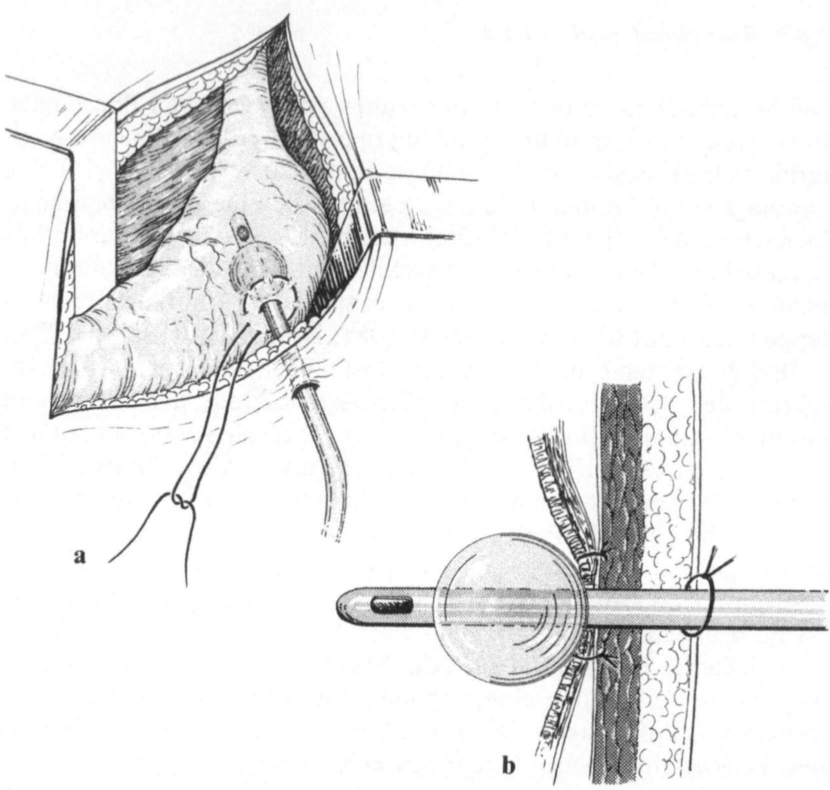

Abb. 19 a, b. Operative Technik der Gastrostomie. **a** Einführen des Ballonkatheters in den Magen nach Laparotomie; **b** Fixation des Magens an Peritoneum und Haut

Endoskopisch-perkutane Magenfistel

Ist eine Ernährungssonde erforderlich, so wird sie auf perkutan-endoskopischem Weg eingelegt (PEG). Nach Einführen des Gastroskops wird der Magen aufgeblasen und die Bauchwand diaphanoskopiert. In Lokalanästhesie wird der Magen mit der Splitkanüle direkt punktiert und ein Ballonkatheter vorgeschoben. Nach Einführen der Splitkanüle wird der Katheter geblockt und unter Zug an der Haut fixiert (Vestweber et al. 1984; Troidl et al. 1987) (Abb. 20). – Komplikationen wie Wundinfekt, Dislokation, lokale Blutung, gastrokolische Fistel und hoher Dünndarmileus wurden in der Literatur berichtet (Ponsky u. Gauderer 1989; Berry u. Vellacott 1992). In seltenen

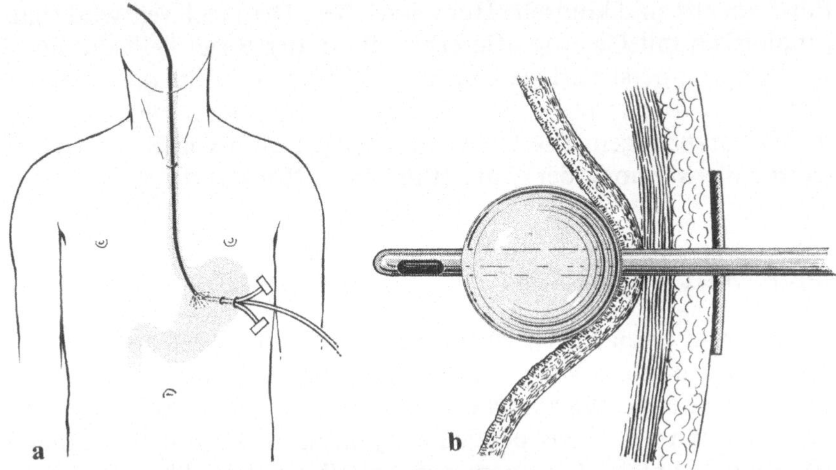

Abb. 20a, b. Technik der perkutanen endoskopischen Gastrostomie. **a** Punktion des Magens mit der Splitkanüle unter endoskopischer Kontrolle; **b** Einlegen des Ballonkatheters

Fällen wurden auch Tumorimpfmetastasen im Bauchwandbereich nach Anlage einer PEG beobachtet (Massoun et al. 1993).

Magenfistel nach Magenresektion

Die Nahtinsuffizienz nach B-II-Resektion ist eine seltene, aber sehr gefährliche Komplikation. Sie wird durch eine lokale Ernährungsstörung der Magenwand bei hoher Resektion oder durch zu fest geknüpfte Nähte verursacht. Nach Fujita et al. (1981) kann man die postoperative Magenfistel in 4 Grade einteilen:

- Fistelgang nur röntgenologisch dargestellt;
- Fistel ohne Peritonitis;
- Fistel mit lokalisierter Peritonitis;
- Fistel mit diffuser Peritonitis.

Die diffuse Peritonitis wird oft zu spät entdeckt und bringt daher trotz Relaparotomie keine Heilung (Peiper 1968; Kremer et al. 1975). Die Letalität nach Relaparotomie wird je nach Zeitpunkt der Operation zwischen 20 und 80% angegeben (Schulz et al. 1984).

Nahtinsuffizienz und Fistelbildung nach Billroth-I-Resektion sind häufiger als nach Billroth-II-Resektion, erfordern aber selten eine operative Intervention. Subfebrile Temperaturen, Erhöhung der

Pulsfrequenz sind klinische Hinweiszeichen. Der Nachweis wird röntgenologisch mit Gastrografin erbracht. In der Regel heilt die Fistel spontan aus; persistiert sie länger als 30 Tage, so sollte die operative Revision erwogen werden, um einer akuten Blutung infolge Gefäßarrosion vorzubeugen. Die Umwandlungsoperation von B I in B II ist hierbei die Methode der Wahl (Pfeiffer u. Winkler 1979).

Gastroenterokolische Fistel

Die gastrointestinale Fistel kann beim Karzinom oder penetriertem benignem Ulkus des Magens spontan auftreten (Schreiber et al. 1975; Schomacher et al. 1980; Soybel et al. 1989). Sie ist aber eine typische Komplikation des Ulcus pepticum jejuni nach Billroth-II-Magenresektion mit hinterer Gastroenterostomie (Schreiber 1985). Da dieses Verfahren in den letzten Jahren kaum noch angewandt wird, ist diese Fistelform heute selten. – Das penetrierende Ulcus ventriculi führt zur Entzündung im Mesokolon und kann über Abszeßbildung in der Umgebung der Kolonwand eine Nekrose mit Perforation hervorrufen. Der Zeitraum zwischen Primäroperation und Auftreten einer Fistel beträgt 6–8 Wochen.

Klinisch treten Durchfälle auf, wobei die Speisen überverdaut im Stuhl erscheinen. Die Patienten magern rasch ab, zeigen Eiweißmangelödeme und eine Eisenmangelanämie. Gelangen größere Mengen von Dickdarminhalt in den Magen, dann kommt es zu fäkulentem Aufstoßen oder Erbrechen.

Die gastroenterokolische Fistel ist am besten röntgenologisch nachzuweisen – zunächst unter Verwendung eines Kolonkontrastmitteleinlaufs. Läßt sich danach die Fistelverbindung zum Magen nicht darstellen, sollte die perorale Magen-Darm-Passage angeschlossen werden. Durch Kombination beider Verfahren läßt sich der Verbindungsgang in der Regel sichtbar machen.

Die Endoskopie ist für den Nachweis des Fistelgangs wenig hilfreich. Oft kann man nur ein kraterförmiges Ulkus in der abführenden Jejunumschlinge erkennen. Durch Einführen eines dünnen Katheters unter Sicht und Einspritzen von Kontrastmittel läßt sich der Fistelgang direkt darstellen.

Die Operation ist die Therapie der Wahl. Da sich die Patienten meist in einem sehr reduzierten Ernährungszustand befinden, ist eine präoperative parenterale Ernährung mit Eiweiß und Elektrolytsubstitution erforderlich. Dadurch läßt sich die operative Sterblichkeit deutlich senken. Das mehrzeitige Vorgehen, wie es u. a. noch Schreiber 1985 empfahl, ist nicht notwendig.

Die Verbindung zwischen Magen/Dünndarm und Dickdarm wird in einer Sitzung beseitigt. Dabei wird zunächst der Fistelgang zum Kolon durchtrennt und die Fistelmündung im Kolon versorgt. Es genügt, die chronisch-entzündlich veränderte Wand des Kolons breit zu exzidieren und den Defekt durch eine fortlaufende Schleimhautnaht und Einzelseromuskularisnähte zu verschließen. Nur im Ausnahmefall muß der fisteltragende Abschnitt des Kolons reseziert werden. Anschließend wird die bestehende Gastroenterostomie mit dem Ulkusbereich nachreseziert. In der Regel gelingt es dann leicht, bei dem kachektischen Patienten den Magen mit dem Duodenum terminolateral nach BI zu anastomosieren. Die zu- und abführenden Schlingen des Jejunums werden End-zu-End vernäht. Besteht ein zu kleiner Magenrest, dann ist die Gastroenterostomie mit vorderer GE und Braun-Anastomose die Therapie der Wahl.

Bei den 3 von uns operierten Patienten wurde das einzeitige Verfahren erfolgreich angewandt.

– Bei einem 32jährigen Patienten wurde 1972 eine Magenresektion nach Billroth II mit hinterer GE durchgeführt. Als Ursache der massiven Durchfälle mit Gewichtsabnahme, die seit etwa einem Jahr bestanden, wurde röntgenologisch eine gastrokolische Fistel

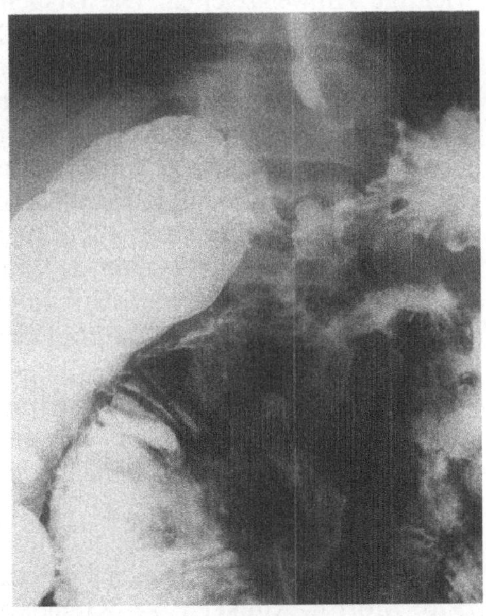

Abb. 21. Röntgenaufnahme einer gastrokolischen Fistel. Zustand nach B-II-Magenresektion bei einem 32jährigen Patienten

nachgewiesen (Abb. 21). Bei der Operation (1978) wurde der Magen nachreseziert und in Billroth I umgewandelt. Die Dickdarmfistel wurde übernäht.

- Bei einem 29jährigen Patienten entwickelte sich nach einer Umwandlungsoperation von Billroth II in Billroth I mit Jejunuminterposition eine Fistel, die sich zwischen der Magen-Jejunum-Anastomose und dem Querkolon entwickelte. Das Magenulkus wurde nachreseziert und die Querkolonfistel übernäht.
- Bei einem 47jährigen Patienten wurde 1969 der Magen wegen Ulcus duodeni nach Billroth II reseziert und 1972 wegen Ulcus pepticum jejuni nachreseziert. 1981 erfolgte wegen gastrokolischer Fistel Umwandlung Billroth II in Billroth I und Übernähung der Fistelmündung im Kolon.

2.7.2 Duodenalfistel

Die Insuffizienz des Duodenalstumpfs nach Billroth-II-Resektion des Magens ist eine gefürchtete Komplikation. Sie tritt in 2–5% der Fälle als lokale Frühkomplikation auf und ist mit einer Letalität von 50% belastet (Grill u. Widok 1962; Peiper 1968). Pulserhöhung, trockene Zunge, Sekretion von Duodenalsaft aus der Drainage sind wichtige Hinweiszeichen. Die Ursache ist in der Regel auf eine zu ausgedehnte Devaskularisierung und Mobilisierung des Duodenums oder auf einen unter Spannung angelegten Stumpfverschluß zurückzuführen, oder in seltenen Fällen auf ein Abflußhindernis im Bereich der zuführenden Anastomosenschlinge.

Die Therapie richtet sich nach dem Zeitpunkt des Auftretens und der klinischen Erkennung. Bestehen die Zeichen einer beginnenden Peritonitis, so ist die unmittelbare Relaparotomie die einzige Überlebenschance. Dabei sollte man den aufgegangenen Duodenalstumpf nicht zu verschließen versuchen, sondern die abführende Jejunumschlinge auf den Duodenalstumpf entweder offen oder geschlossen nähen (Nissen 1954; Austen u. Baue 1964; Dienstl et al. 1975). Die von Austen und Baue empfohlene innere oder äußere Stumpfdrainage mit Dauerabsaugung bleibt nur ausgewählten Fällen vorbehalten.

Besteht eine duodenokutane Fistel, die nach Wochen oder Monaten nicht spontan abheilt, so muß man den Duodenalstumpf operativ freilegen, den Fistelursprung exzidieren und die gesunde, gut durchblutete Duodenalwand wieder zweireihig verschließen (Stücker et al. 1973; Mörl u. Künkel 1974; Kremer et al. 1975).

Die *aortoduodenale Fistel* ist eine lebensgefährliche Komplikation nach prothetischem Ersatz der Aorta. Die führenden Symptome sind starke Schmerzen im Oberbauch mit Ausstrahlung in den Rücken und intermittierende massive Blutungen im oberen Gastrointestinaltrakt. Bei der klinischen Untersuchung tastet man gelegentlich eine pulsierende Resistenz im Oberbauch. – Da sich der Fistelkanal mit Blutkoagel vorübergehend verschließt, ist die präoperative Diagnostik mit Hilfe der Aortographie oder Magen-Darm-Passage nicht möglich. Die Gastroskopie zeigt selten das Ulkus mit Blutkoagel, oft sieht man aber nur frisches Blut aus der Tiefe hochsteigen (Bätz et al. 1985).

In 80% der Fälle ist der distale Teil des Duodenums befallen. Eine Sanierung ist nur mit Hilfe der notfallmäßigen Operation möglich, die mit einer hohen Sterblichkeit belastet ist. Übernähung der Aorta mit einem Patch, Verschluß der Aorta und Anlage eines extraanatomischen Bypasses oder Wechsel der Prothese sind Möglichkeiten, die aortoduodenale Fistel zu beseitigen (Mehta et al. 1978; Kogel u. Vollmar 1986).

2.7.3 Gallefistel

Äußere Fisteln

Die Verlegung des Gallengangs, sei es durch Tumor, durch Striktur oder durch Steine, führt zu den klinischen Zeichen des Ikterus, der häufig mit starkem Juckreiz einhergeht. Letzteres ist die Indikation, die Galle vorübergehend oder dauerhaft abzuleiten.

Die perkutan transhepatisch eingelegten Drainagen eignen sich weniger für die Galleableitung, da sie sich schlecht wasserdicht abdichten lassen. Entzündungen der umgebenden Haut, Verschmut-

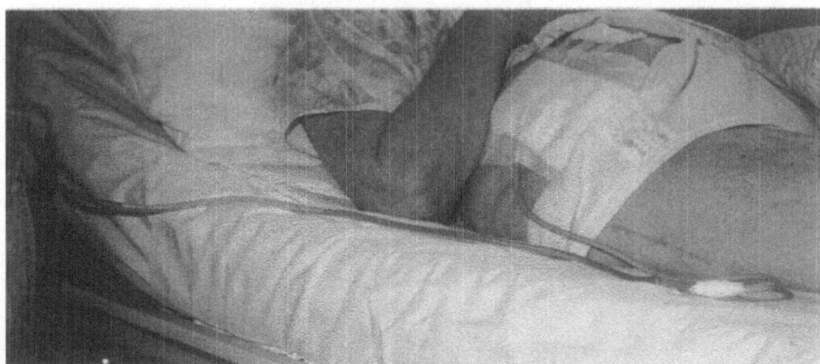

Abb. 22. Hochhängen des T-Drains in Höhe der Körperachse nach Einsetzen der Peristaltik

zung der Wäsche sind lästige Begleiterscheinungen. Auch kommt es zu aszendierenden Infektionen mit Fieberschüben und Beeinträchtigung des Allgemeinzustands. Besser ist für den Patienten die innere Drainage durch eine biliodigestive Anastomose bzw. durch ein endoskopisch eingelegtes Drain.

Nach Gallengangsrevision, in der Regel wegen Steinen, wird die Galle vorübergehend über einen T-Drain nach außen entleert. Nach Einsetzen der Darmperistaltik wird er in Höhe der Körperachse hochgehängt, um einen stärkeren Galleverlust zu vermeiden (Abb. 22). Am 10. postoperativen Tag wird er nach vorheriger Röntgenkontrolle entfernt.

Innere Fisteln

Die spontane innere biliodigestive Fistel ist eine seltene Komplikation des Gallensteinleidens, die sich in der Regel nach einer akuten Cholezystitis entwickelt. Nach einer Literaturzusammenstellung von Hess et al. (1986) wird sie bei 0,5–4% aller Gallenoperationen beobachtet. – Nur in der Hälfte der Fälle wird sie präoperativ erkannt (Wol-

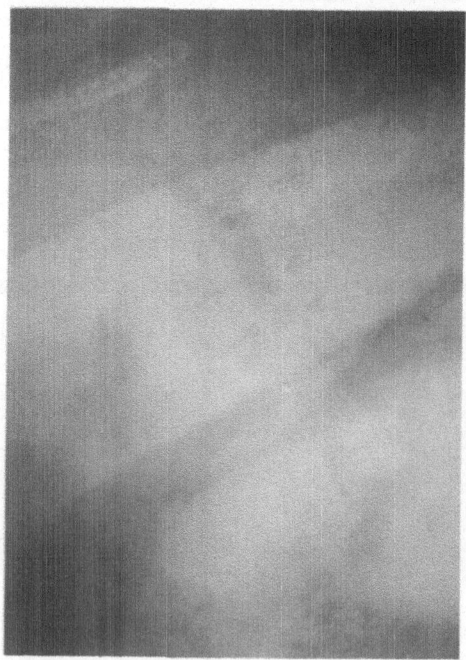

Abb. 23. Pneumatie der Gallenwege bei einer 69jährigen Patientin mit Gallensteinileus

loch et al. 1976; Glenn et al. 1981). Meist haben die Patienten eine jahrelange Gallenanamnese. Da die Beschwerden der kompletten Fistel uncharakteristisch sind, werden die Schmerzen im rechten Oberbauch und die rezidivierenden Fieberschübe oft fehlgedeutet und erfolglos behandelt.

Unter den diagnostischen Möglichkeiten spielt die konventionelle Röntgenuntersuchung eine wichtige Rolle. Auf der Abdomenübersichtsaufnahme im Stehen gibt die Pneumatie der Gallenwege einen indirekten Hinweis (Abb. 23), die Zeichen eines Dünndarmileus bzw. ein Galleschatten im Dünndarm liefern den Beweis für die innere Fistel (Abb. 24).

Zur Darstellung des Fistelgangs zwischen Duodenum und Gallenblase bzw. Gallengang eignet sich weniger die ERC oder das Computertomogramm, sondern vielmehr die Magen-Darm-Passage mit Bariumbrei. Der Übertritt des Kontrastmittels in die Gallenwege gelingt dabei in der Regel (Abb. 25). – Mit der intravenösen Cholangiographie oder sonographischen Untersuchung lassen sich zwar Steine oder erweiterte Gallenwege darstellen, für die Diagnose einer Fistel sind diese Untersuchungsmethoden aber nicht aussagekräftig.

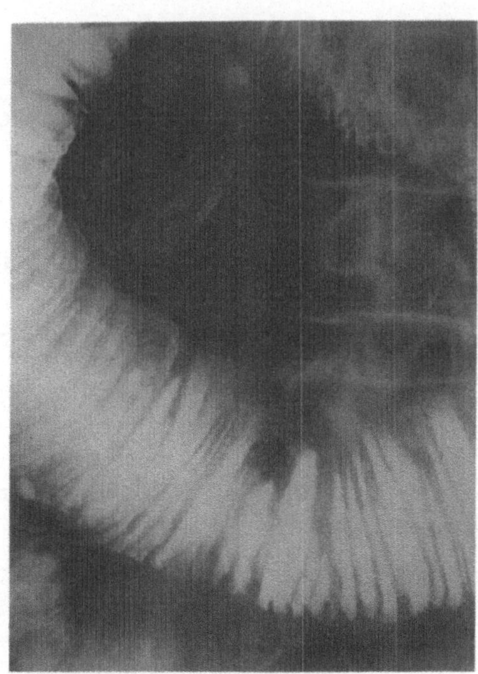

Abb. 24. Dünndarmileus mit Gallensteinschatten; Röntgendarstellung mit Gastrografin

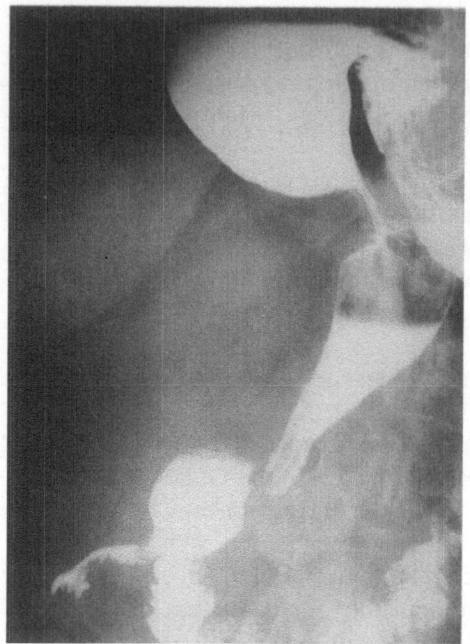

Abb. 25. Biliodigestive Fistel zwischen Duodenum und Gallenblase bei einer 75jährigen Patientin; Röntgendarstellung mit Bariumbrei

Die biliodigestive Fistel sollte aus folgenden Gründen durch Operation beseitigt werden:

1. Neben der biliodigestiven Fistel werden oft noch Steine in Gallenblase und Gallengang gefunden, die rezidivierende Entzündungen infolge Abflußstörung oder Blindsackbildung unterhalten (ReMine 1974; Patrassi et al. 1975).
2. Eine biliodigestive Fistel entsteht nicht selten auf dem Boden eines Gallenblasenkarzinoms, das präoperativ nicht nachgewiesen ist (Götze 1976; Lennert u. Müller 1988).
3. Die biliodigestive Fistel, vor allem die biliokolische Fistel führt zur Aszension von Keimen mit rezidivierender Cholangitis sowie zu Durchfällen mit Gewichtsabnahme (Elsas u. Gilat 1965; Zwemer et al. 1979).

Die Operation einer biliodigestiven Fistel zählt mit zu den schwierigsten Eingriffen am Gallenwegsystem. Infolge des Schwielengewebes sind die anatomischen Strukturen schwer darzustellen. Zunächst sollte der Fistelgang durchtrennt und die Gallenblase entfernt werden.

Da häufig Steine im Gallengang vorkommen bzw. eine entzündliche Papillenstenose besteht, muß Steinfreiheit und freier Abfluß mit Hilfe der intraoperativen Cholangiographie und Cholangioskopie gesichert werden. Der Ductus choledochus wird in der Regel über einen T-Drain verschlossen. Die Fistelöffnung am Darm heilt nach einfacher Übernähung ab, wobei auf eine Darmresektion verzichtet werden kann.

Die biliodigestive Fistel im distalen Choledochus bzw. in unmittelbarer Umgebung des Pankreaskopfs stellt ein besonderes operationstechnisches Problem dar. In dem entzündlich veränderten, schlecht durchbluteten Gebiet läßt sich der Gallengang nicht wasserdicht verschließen. Deshalb sollte in diesen Fällen die Galle über eine Hepatikojejunostomie mit ausgeschalteter Schlinge abgeleitet werden (Lennert u. Müller 1988).

2.7.4 Pankreasfistel

Eine Pankreasfistel kann spontan, postinfektiös und postoperativ auftreten. Man unterscheidet innere und äußere Fisteln.

Die *innere Pankreasfistel* kann spontan entstehen. Nach Cameron (1976) geben nur etwa 50% der Patienten in der Anamnese Hinweise auf eine Pankreatitis. Die führenden Symptome sind der Pleuraerguß oder der pankreatogene Abszeß (Rockey u. Cello 1990; Simons et al. 1992). In der Punktionsflüssigkeit sind Amylase und Lipase erhöht. Die Diagnose gelingt stets durch das Computertomogramm und die endoskopisch-retrograde Darstellung des Pankreasgangs. Dadurch lassen sich Ursprung, Verlauf und Mündung des Fistelgangs nachweisen.

Man kann versuchen, zunächst durch konservative Maßnahmen, wie Pleuradrainage, Nasensonde, Octreotide und Atropin sowie parenterale Ernährung, die Fistel zum Versiegen zu bringen. Dies gelingt in etwa 40–50% der Fälle (Fielding et al. 1989). Führt die Behandlung innerhalb von 2 Wochen nicht zum Erfolg, so ist die Operation angezeigt (Gellert et al. 1991).

Bei der Operation wird der fisteltragende Pankreasabschnitt – er liegt meist im Schwanzbereich – reseziert und eine Pankreatikojejunostomie angelegt. Der Pleuraerguß muß ausgiebig drainiert werden. Läßt sich eine Pleuraschwarte röntgenologisch oder sonographisch nachweisen, so muß thorakotomiert und die Pleurahöhle ausgeräumt werden.

Äußere Pankreasfisteln, die eine Verbindung des Pankreas mit der Haut zeigen, werden nach der Operation wegen einer nekrotisierten

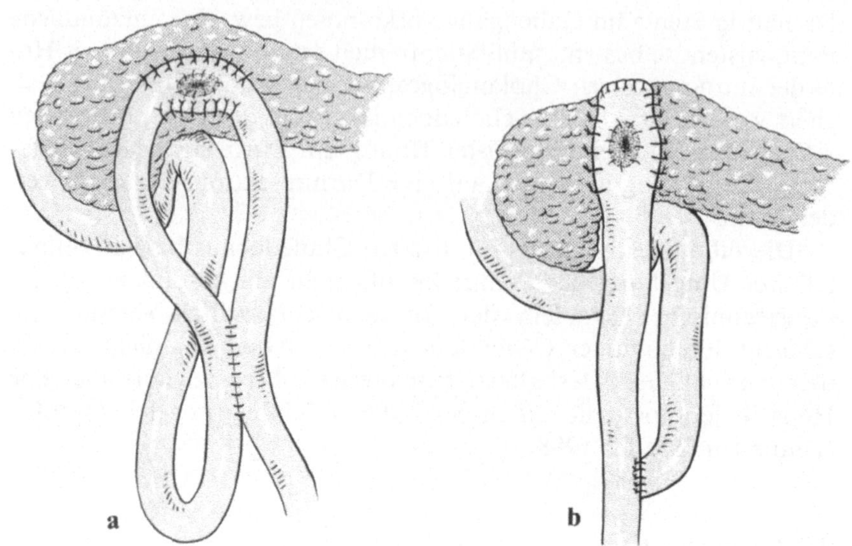

Abb. 26. a Versorgung der Pankreasfistel mit einer Dünndarmschlinge, die auf den Fistelgang aufgenäht wird. **b** Anastomose der Fistelöffnung mit einer ausgeschalteten Dünndarmschlinge

Pankreatitis, eines Pankreasabszesses, einer Pankreaszyste oder nach Pankreasresektion beobachtet. Der Nachweis wird zunächst durch Bestimmung der Amylase und Lipase in der Flüssigkeit des Sekrets und mit der Fistulographie erbracht (Mangold 1974).

Die früh auftretende Pankreasfistel wird zunächst konservativ mit Somatostatin und parenteraler Ernährung behandelt (Lansden et al. 1989). Meist verschließt sich die Fistel spontan. Erst wenn sich ein Fistelgang konsolidiert hat und die Menge des Fistelsekrets konstant bleibt, ist die Operation angezeigt. Dabei wird der Ursprung des Fistelgangs im Pankreas mit einer Dünndarmschlinge anastomosiert (Abb. 26).

Auch bei der spät auftretenden postoperativen Pankreasfistel kann man zunächst abwarten. Dies setzt voraus, daß der Ursprung des Fistelgebiets ausreichend drainiert ist und die Nekrose abfließen kann.

Zur Klärung der operativen Strategie müssen der Fistelgang einerseits und der Pankreasgang andererseits vor der Operation röntgenologisch dargestellt werden. Wenn sich der Pankreassaft ohne Behinderung ins Duodenum entleert, dann heilt die Pankreasfistel ohne Operation ab. Besteht aber röntgenologisch ein Abbruch des Pankreasgangs, so wird die Fistel vom abgetrennten Drüsenbereich unterhalten. Eine konservative Therapie ist dann nicht erfolgversprechend.

Die Indikation zur Operation wird somit von der persistierenden Speichelfistel bestimmt. Die Art des Eingriffs hängt von der vorausgegangenen Operation ab, nämlich ob eine Probeexzision, eine Links- oder Pankreaskopfresektion durchgeführt wurde. Intraoperativ wird der Fistelgang in seinem ganzen Verlauf dargestellt. Der Fistelursprung am Pankreas wird dann mit einer ausgeschalteten Jejunumschlinge gedeckt und vernäht (Hollender u. Marie 1976).

2.7.5 Dünn-/Dickdarmfistel

Entzündliche Darmfistel

Enterokutane Fistel

Die enterokutane Fistel tritt klinisch auf unterschiedliche Weise auf. Sie kann sich im Bereich der Bauchhaut als kleine Öffnung mit geringer gelblich-brauner Sekretion zeigen. Selten heilt sie dann ab, wenn man nur die Haut um die Fistelöffnung sparsam exzidiert, den Fistelgang bis zum Ursprung am Darm spaltet und übernäht.

Häufiger handelt es sich bei enterokutanen Fisteln um Darmverbindungen mit der Bauchhaut, die stark sezernieren, die Umgebung der Haut mazerieren und den Allgemeinzustand des Patienten erheblich schwächen. Die Sterblichkeit ist hoch, liegt je nach Schwere des Allgemeinzustands bei 20% und hängt im wesentlichen von der Elektrolytentgleisung, dem Eiweißmangel und dem Vorhandensein einer Sepsis ab (Hill 1983).

Zur Lokalisation des Fistelursprungs dient die Röntgendiagnostik mit wasserlöslichem Kontrastmittel, das oral gegeben oder über den Fistelkanal injiziert wird. Von dem Röntgenbefund hängt die Entscheidung ab, welche Therapie einzuschlagen ist. Nach Fischer (1983) ist die Operation indiziert:

- bei Vorliegen einer Sepsis,
- bei Bestehen einer Fistelsekretion über 6 Wochen,
- bei röntgenologisch nachgewiesener Stenose oder distaler Obturation.

Neben der parenteralen, hochkalorischen Ernährung ist die Art des operativen Vorgehens sehr wichtig: Die Haut um die Fistelöffnung wird breit exzidiert und das fisteltragende Darmsegment freipräpariert. Nach Resektion werden die Darmenden End-zu-End anasto-

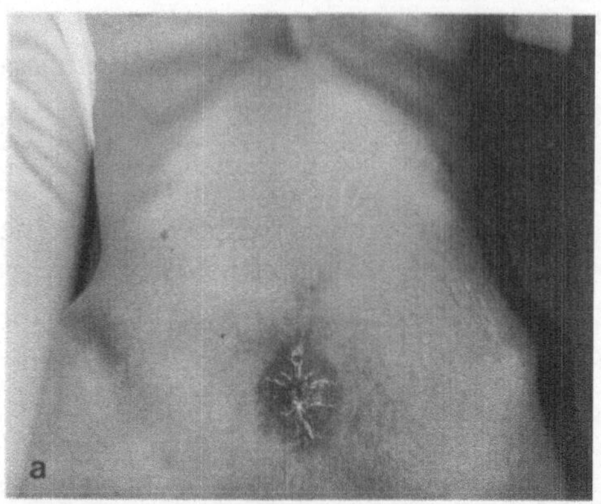

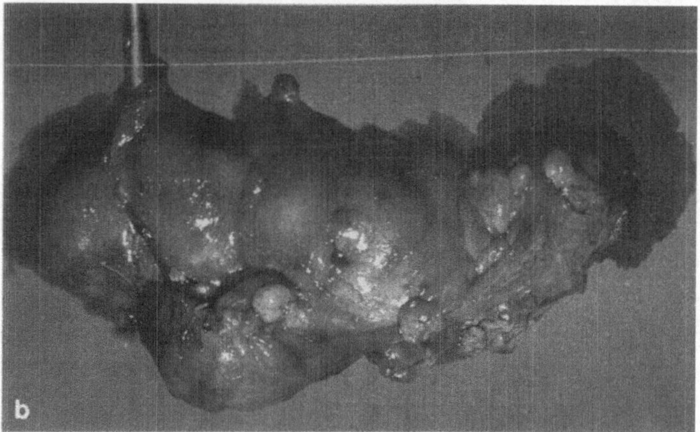

Abb. 27. a Enterokutane Fistel bei 33jähriger Frau nach gynäkologischer Operation mit schweren Hautveränderungen in der Umgebung der Fistelöffnung. **b** Resezierter entzündlicher Konglomerattumor mit Dünndarmfistel

mosiert. Die Bauchdecken werden verschlossen, die Haut wird offengelassen oder nur mit einigen Situationsnähten adaptiert (vgl. Abb. 27a, b).

Ist es technisch nicht möglich, das fisteltragende Darmsegment aus der Umgebung herauszupräparieren, so kann man den Darmbereich ausschalten und die gesunden Darmenden End-zu-End vereinigen (Abb. 28). Dieses Vorgehen empfiehlt sich vor allem dann, wenn sich eine enteroperineale Fistel nach Rektumexstirpation wegen Karzinom mit Nachbestrahlung oder bei lokalem Karzinomrezidiv entwickelt (Stelzner 1974; Fazio et al. 1983). Befindet sich der Patient in einem sehr schlechten Allgemeinzustand, so kann man zunächst einen Dünndarmafter vorschalten, um später in einer 2. Sitzung den

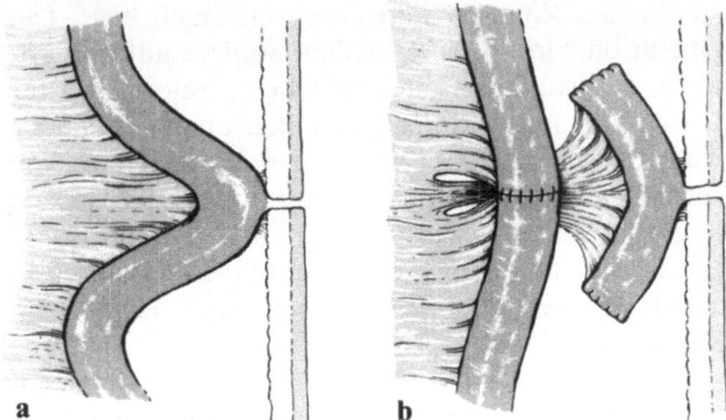

Abb. 28a, b. Ausschaltung des fisteltragenden Dünndarmsegments. **a** Vor Ausschaltung; **b** nach Ausschaltung

Fistelbereich zu entfernen. Dieses Vorgehen eignet sich besonders bei Fisteln im Ileumbereich (Hollender et al. 1983).

Enteritis regionalis (M. Crohn) mit Fistelbildung

Die Enteritis regionalis ist eine chronische Entzündung, die bevorzugt im Dünndarm und/oder Dickdarm diskontinuierlich auftritt. Für sie ist kennzeichnend, daß sie zu Rezidiven und Komplikationen wie Abszeß, Stenose und Fistelbildung neigt. Während Notfalleingriffe wegen toxischem Kolon, Perforation, Blutung oder komplettem Ileus selten sind, erfordert die entzündliche Stenose oder Fistelbildung häufig eine operative Intervention.

Die Fisteln beim M. Crohn kann man in innere und äußere Fisteln unterteilen, wobei die innere Fistel je nach ihrer Mündung in interenterisch, enterogenital, enterovesikal und retroperitoneal unterschieden wird (Betzler et al. 1992).

Äußere *enterokutane Fisteln* sind selten und treten häufig nach Operationen, Resektionen und Drainage wegen M. Crohn auf. Sie heilen nicht spontan ab, sondern müssen nachoperiert werden, wobei das fisteltragende Segment reseziert wird. Der Fistelkanal wird mit dem scharfen Löffel vom Granulationsgewebe befreit und offengelassen; er schließt sich spontan, wenn die Anastomose komplikationslos abheilt.

Am häufigsten wird die *interenterische Fistel* beim M. Crohn beobachtet. Sie ist präoperativ oft nicht zu erkennen, da sie in dem entzündlichen Konglomerattumor verborgen liegt. Die Indikation zur Operation wird in diesen Fällen weniger aufgrund der Fistel als vielmehr aufgrund des entzündlichen Tumors, der therapieresistenten Durchfälle oder anderer Komplikationen gestellt. Bei der Operation wird der entzündlich veränderte Darmbereich mit dem Fistelursprung reseziert. Die Fistelmündung im Empfängersegment wie Ileum oder Sigma wird exzidiert und übernäht. Wenn das Empfängersegment aber Zeichen der Crohn-Entzündung aufweist, muß es ebenfalls reseziert werden (Block et al. 1982; Schraut et al. 1988; Kessler et al. 1991).

Die *enterovesikale Fistel* führt zu rezidivierenden Harnweginfekten und zur Gefahr der abszedierenden Pyelonephritis. Nur durch die Operation läßt sich die Fistel beseitigen. Dabei reicht es aus, den Darm von der Harnblase abzulösen und die Fistelmündung an der Harnblase zu übernähen. Das kolontragende Segment wird in gleicher Sitzung reseziert.

Die *enterogenitale Fistel* nimmt häufig ihren Ursprung im Rektum und verbindet den Enddarm mit der Vagina. Der unkontrollierte Kotabgang aus der Scheide mit seinen entzündlichen Umgebungsreaktionen zwingt zu einem operativen Vorgehen. Dabei muß der erkrankte Darmbereich reseziert und die Fistelmündung im Bereich der Vagina übernäht werden. In diesen Fällen empfiehlt es sich, die Darmnaht durch eine Kolostomie vorübergehend zu entlasten.

Betzler et al. (1992) schlagen vor, die Fistelmündung mit einem gestielten Netzteil zusätzlich abzudichten. Ob diese Omentumplastik notwendig ist, erscheint fraglich, da innerhalb weniger Stunden eine „innere Wunde“ vom Organismus eigentätig mit Darmwand oder Netz gegen die Umgebung abgedichtet wird.

Eine besondere Gefahr stellt die „blind“ endende *retroperitoneale Fistel* dar. Sie wird meist konservativ behandelt, da sie am Anfang symptomarm verläuft. Erst wenn ein retroperitonealer Abszeß, ein Psoasabszeß, eine Ureterstenose oder eine Koxitis auftreten, wird die Indikation zur Operation gestellt. Durch Resektion des fisteltragenden Crohn-Segments wird das retroperitoneale Fistelgangsystem saniert.

Abb. 29a–c. Perianale Fistelöffnungen bei 33jähriger Frau mit M. Crohn des Rektums. **a** Vor Spaltung; **b** nach Eröffnung und Exzision der Fistelgänge; **c** Abheilung der Wunde 4 Monate später. Wegen Inkontinenz infolge entzündlicher Zerstörung der Sphinktermuskulatur Anlage einer permanenten Kolostomie mit Entfernung des Crohn-veränderten Rektums etwa 1 Jahr später

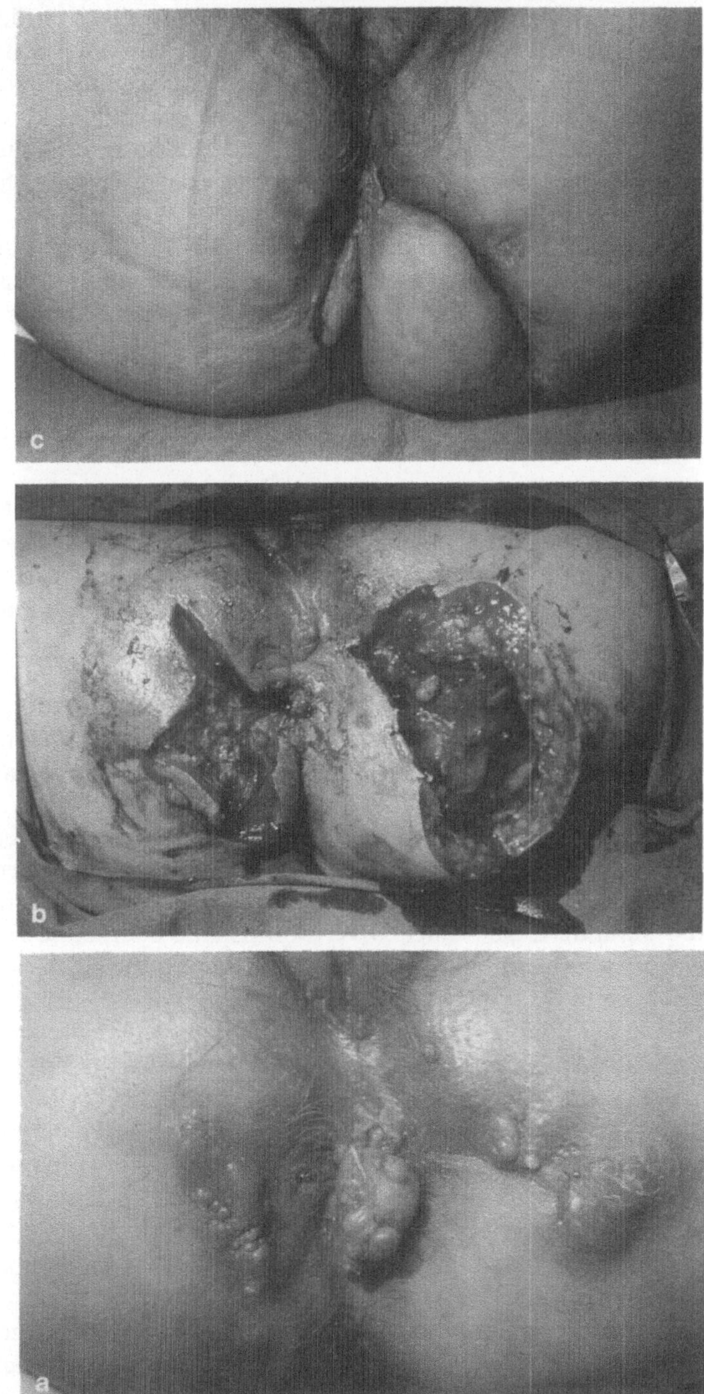

Abb. 29

Die *perianale Fistel* ist die häufigste Komplikation der Enteritis regionalis und unterscheidet sich in der Therapie von der nicht Crohn-bedingten perianalen Fistel (Herfarth u. Bindewald 1986). Sie wird bei Crohn-Befall des Dünndarms in etwa 25% der Fälle beobachtet, dagegen bei Crohn-Befall des Rektums in nahezu 100%. Nach Resektion des fisteltragenden Dünndarmsegments heilt im allgemeinen auch die perianale Fistel ab.

Die Crohn-Manifestation des Rektums mit Fistelbildung zerstört im Laufe der Jahre das Sphinkterorgan, so daß das Fistelgangsystem nur durch die Rektumexstirpation mit Anlage einer permanenten Kolostomie entfernt werden kann (Abb. 29).

Fistelnde Sigmadivertikulitis

Bei der Sigmadivertikulitis werden in etwa 20% der Fälle Nachbarorgane über einen Fistelgang in den Entzündungsprozeß einbezogen. Die Patienten kommen erst Wochen bis Monate nach Auftreten klinischer Symptome zur stationären Aufnahme, da der Leidensdruck langsam zunimmt. Die Diskrepanz zwischen den subjektiven Beschwerden und dem klinischen Befund führen leicht zur Fehldiagnose. Die Mehrzahl der Patienten wird daher wegen Verdachts auf einen gynäkologischen Tumor oder wegen unklarer rezidivierender Harnweginfektion zunächst in die zuständige Fachabteilung stationär eingewiesen.

Der präoperative Nachweis einer fistelnden Sigmadivertikulitis ist schwierig, oft unmöglich. Die Diagnose wird aufgrund der Anamnese und des Röntgenbefunds gestellt. Der Kolonkontrasteinlauf zeigt die Veränderungen einer Divertikulitis mit oder ohne Engstellung, wobei sich nur in einem Drittel der Fälle ein Fistelgang röntgenologisch zeigt.

Bei der Sigmadivertikulitis wird im allgemeinen die Resektion mit primärer Anastomose durchgeführt (Wedell et al. 1989). In ähnlicher Weise kann man auch die fistelnde Sigmadivertikulitis behandeln. Vom Allgemeinzustand des Patienten und vom Lokalbefund hängt es ab, ob der entzündliche Darmabschnitt in einer oder in mehreren Sitzungen reseziert wird (Kümmerle 1980). Die Rate der klinischen Anastomoseninsuffizienz bei einzeitiger Resektion wird mit 5,2% und die Letalität mit 4% angegeben (Wirsching u. van Randenborgh 1990; Moreaux u. Vous 1990).

Bei 28 Patienten, die wir in den letzten 16 Jahren wegen einer fistelnden Sigmadivertikulitis operierten, bestand ein Fistelgang 16mal zwischen Sigma und Harnblase, 6mal zwischen Sigma und Vagina,

2mal zwischen Sigma und Dünndarm, 1mal zwischen Sigma, Harnblase und Jejunum, 1mal zwischen Sigma und Harnleiter; in einem Fall entleerte sich die Sigmafistel über einen pararektalen Fistelgang.

Bei 27 Patienten wurde der entzündlich veränderte Sigmabereich mit dem Fistelursprung reseziert, davon wurden 21 Patienten einzeitig operiert. Bei 5 Patienten wurde wegen der schwierigen lokalen Verhältnisse und unsicheren Anastomose nach Kontinenzresektion ein Querkolonafter vorgeschaltet, der 3 Monate später wieder verschlossen wurde. Bei einem sehr adipösen Patienten wurde der Dickdarmileus bei stenosierter Sigmadivertikulitis mit Fistelbildung dreizeitig operiert. Nur bei einem Patienten wurde die Inkontinenzresektion nach Hartmann angewandt. Die Fistelmündung im befallenen Organ wurde sparsam exzidiert und übernäht. Postoperativ starben 4 Patienten (14,2%) an allgemeinen operationsunabhängigen Komplikationen wie Herzinsuffizienz, akuter Leberdystrophie und Bronchopneumonie.

Postoperative Darmfistel

Die Anastomoseninsuffizienz nach Darmresektion ist die gefährlichste Komplikation. Während sie nach einer Dünndarmresektion bzw. Dünndarm- und Dickdarmanastomose seltener auftritt und dann meist spontan abheilt, wird sie nach Dickdarmresektion, insbesondere im Rektosigmoidbereich, häufiger beobachtet. Die Häufigkeit wird in der Literatur unterschiedlich angegeben. Wird die Diagnose nur aufgrund der klinischen Symptome gestellt, so liegt sie bei 4,4–50%; wird die Diagnose dagegen radiologisch nachgewiesen, so beträgt sie über 50% (Goligher et al. 1970; Schrock et al. 1973; Hell u. Allgöwer 1976; Becker et al. 1979; Hollender et al. 1980; Kümmerle 1980).

Der Verdacht auf eine Nahtundichtigkeit besteht dann, wenn nach dem 5.–7. postoperativen Tag subfebrile Temperaturen auftreten, der Puls ansteigt und sich ein paralytischer Ileus entwickelt. Einen Hinweis liefert auch die trübe Flüssigkeit bzw. die Luft im Drainagebeutel. Zur Sicherung der Diagnose wird die Anastomose mit wasserlöslichem Kontrastmittel dargestellt.

Die Therapie hängt davon ab, zu welchem Zeitpunkt die Nahtinsuffizienz postoperativ auftritt. Wird sie nach dem 10. postoperativen Tag festgestellt, so ist sie nicht lebensbedrohlich und heilt unter parenteraler Ernährung spontan ab. Die operative Intervention wird vom Allgemeinzustand des Patienten diktiert.

Die Relaparotomie ist immer indiziert, wenn die Nahtundichtigkeit vor dem 10. postoperativen Tag auftritt. Denn zu diesem Zeitpunkt ist die Anastomose nicht ausreichend gegenüber der Umgebung abgedichtet, so daß die Gefahr der kotigen Peritonitis besteht.

Liegt bereits eine diffuse Peritonitis vor, so muß die Bauchhöhle großzügig eröffnet und durch Spülung von den Kotmassen gereinigt werden. In dem entzündlichen Anastomosengebiet ist es nicht erfolgversprechend, die aufgebrochene Naht zu verschließen. Vielmehr wird die Anastomose vor die Bauchdecke im Sinne eines doppelläufigen Afters gelagert. Oder man verschließt den distalen Schenkel im Sinne des Hartmann-Verfahrens und näht den proximalen Darmanteil in die Bauchhaut als endständige Kolostomie ein.

Ist der Anastomosenbereich mit der Umgebung verklebt und besteht nur eine lokale Peritonitis, so bleibt das Anastomosengebiet unberührt. Es genügt, die Anastomose durch eine vorgeschaltete doppelläufige Kolostomie für 3 Monate zu entlasten.

Radiogene Darmfistel

Nach Strahlentherapie von Tumoren im Bauchraum und Beckenbereich können infolge unvermeidlicher Mitbestrahlung benachbarter Darmabschnitte Früh- und Spätreaktionen der Darmwand auftreten. Während die Frühreaktion durch die Hyperämie der Schleimhaut, durch das Ödem, durch die Epitheldefekte mit Nekrose und Ulzera gekennzeichnet ist, stehen bei der Spätreaktion die obliterierenden Gefäßprozesse aller Wandschichten im Vordergrund. Trophische Störungen mit Ulzeration, Nekrose der Wand, Fibrosierung und Sklerosierung mit oder ohne Fistelbildung sind typische Spätfolgen.

Die klinischen Erscheinungen hängen von der Fistelerkrankung ab. Abgang von Stuhl durch Scheide oder Harnblase sind wichtige Hinweiszeichen. Da sich die rektovaginale Fistel in der Regel etwa 5 cm ab ano entwickelt, kann man durch die rektale Palpation oft den Ulkuskrater mit derbem Randwall tasten. Rektoskopisch sieht man in der Umgebung des Ulkus eine diffuse Rötung der Schleimhaut. Eine höher gelegene Fistel kann man mit dem retrograden Kontransmitteleinlauf nachweisen. Gelegentlich stellen sich dabei lange geschlängelte Gänge röntgenologisch dar.

Eine strahlenbedingte Darmfistel, die mit den klinischen Zeichen der Malabsorption, schmerzhaften Diarrhöen und entzündlichen Hautveränderungen einhergeht, läßt sich nur operativ beseitigen. Die operative Technik hängt vom Lokalbefund ab. Läßt sich der fisteltragende Darmanteil aus dem Schwielengewebe scharf präparieren, so wird der Darmabschnitt reseziert und End-zu-End vereinigt. Dabei ist darauf zu achten, daß die Darmwand an der Resektionsstelle gut durchblutet ist. Dies trifft zu, wenn die Gefäße pulsieren, oder wenn an der inzidierten Serosa eine hellrote Blutstraße abläuft. Nur in Ausnahmefällen ist es nötig, das fisteltragende Darmsegment durch Umgehungsanastomose oder Anlage einer Ileostomie auszuschalten. Diese Maßnahme kommt vor allem beim Rezidiv eines voroperierten strahlengeschädigten Darms in Frage.

Eine strahleninduzierte chronische Fistel zwischen Rektum/Sigma und Vagina oder Harnblase heilt auch dann nicht ab, wenn eine Kolostomie vorgeschaltet wird. Vielmehr muß der Darmanteil mit dem Fistelgang reseziert und eine Anastomose mit gesundem Darm hergestellt werden (Parks et al. 1978; Athanasiadis u. Girona 1982; Krupp u. Chapuis 1984). Die technische Durchführung der Anastomose hängt einerseits von der persönlichen Erfahrung des Operateurs, andererseits von den lokalen anatomischen Verhältnissen ab. Die Ergebnisse mit der Handnaht oder mit dem Klammernahtgerät, von abdominal oder perineal, sind in der Hand des Geübten gleich gut. Wegen der hohen Rate der Insuffizienz und des Fistelrezidivs sollte die Anastomose stets durch einen passageren Kunstafter entlastet werden.

Liegt die rektovaginale Fistel supraanal, so ist die Kontinenzfunktion oft nicht zu erhalten; die Heilung ist nur durch Inkontinenzresektion und Anlage eines permanenten Kunstafters möglich. Von einer lokalen Exzision des Fistelbereichs mit Naht des Darmdefekts ist abzusehen, da in dem atrophischen, gefäßarmen Gebiet die Naht wieder aufbricht.

Tumorbedingte Darmfistel

Tumorbedingte Fisteln entstehen bei fortgeschrittenen bösartigen Geschwulsten, die in die Umgebung infiltrierend wachsen und nekrotisch zerfallen. Am häufigsten werden Fistelverbindungen zwischen Kolon und Harnblase, Rektum und Harnblase oder Rektum und Scheide beobachtet. Durch großzügige Resektion des Primärtumors unter Exzision des fisteltragenden Nachbarorgans ist eine radikale Entfernung möglich. Das bedeutet bei Befall der Harnblase, daß die Harnblasenwand in der Umgebung der Fistel breit exzidiert wird; bei tumorbedingter Rektovaginalfistel muß die hintere Scheidenwand, oft auch der Uterus entfernt werden (Goligher 1975; Holmes et al. 1992).

2.7.6 Stoma (Kunstafter)

Das am Ende des Verdauungstrakts liegende Kontinenzorgan reguliert Stuhl- und Windabgang. Es wird durch das sensible, muskuläre und Gefäßsystem gesteuert. Nur wenn der muskuläre Teil des Kontinenzorgans verletzt wurde, wie z. B. durch Trauma oder Operation, kann die Schließmuskelfunktion wiederhergestellt werden.

Jeder Patient, dem eine Dickdarmoperation bevorsteht, hat Angst, auf Dauer einen künstlichen Ausgang tragen zu müssen. Die Gründe für diese Angstvorstellung sind

- Angst vor Unsauberkeit,
- Angst vor unkontrolliertem Stuhlabgang,
- Angst vor Isolation.

Diese Ängste sind unbegründet; denn ein optimal angelegtes Stoma muß garantieren, daß es wasserdicht und geruchsfrei zu verschließen ist. Dies ist möglich, wenn die Schleimhaut die Bauchhaut um einige

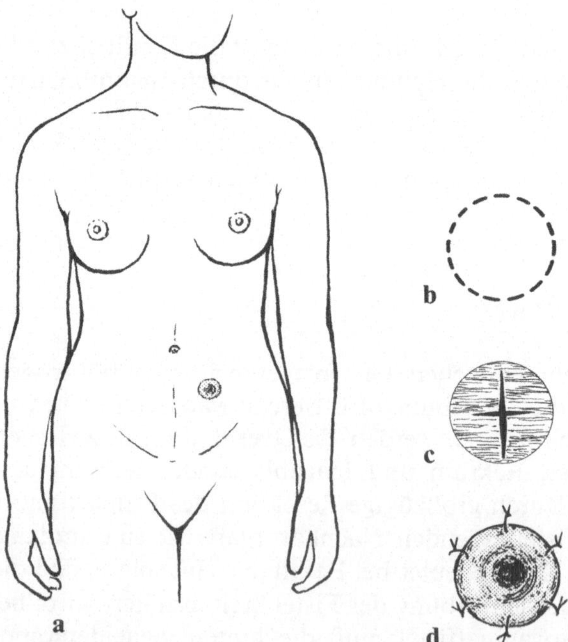

Abb. 30. a Ideal angelegter endständiger Sigmaafter; **b** Exzision der Haut; **c** Inzision der Faszie; **d** Einnähen der Darmwand in die Haut, wobei die Schleimhaut an die Haut zu liegen kommt

Millimeter überragt und wenn das Stoma nicht in einer Bauchfalte oder einer Hautnarbe liegt. Vor der Operation sollte die Position des Stomas im Liegen und Stehen so markiert werden, daß der Träger den Kunstafter gut sehen und bequem versorgen kann (Abb. 30).

Stomaarten

Zökalfistel

Die Zökalfistel galt lange Zeit als die Methode der Wahl, um beim Dickdarmileus den Stuhl abzuleiten. Dabei wird die Bauchhöhle im rechten Unterbauch durch einen kleinen Transrektalschnitt eröffnet und die Zökumwand an der Faszie bzw. Bauchhaut mit Einzelvicrylknopfnähten fixiert.

Stelzner schlug 1970 zur vorübergehenden Entlastung einer tiefen Rektumanastomose die sich selbstverschließende Zökalfistel vor. Die Technik ist einfach und rasch durchzuführen. In das eröffnete Zökum wird ein dickes Gummirohr schräg eingenäht und durch den rechten Unterbauch herausgeleitet. Die Zökumwand wird an die Innenseite der Bauchdecke genäht (Abb. 31). Wenn die Darmtätigkeit in Gang gekommen ist, kann das Gummirohr am 10. postoperativen Tag entfernt werden. Die Zökalfistel verschließt sich innerhalb weniger Tage spontan.

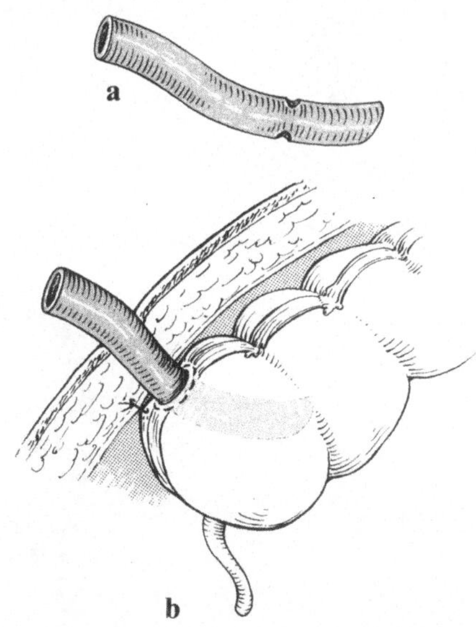

Abb. 31a, b. Sich selbstverschließende Zökalfistel nach Stelzner. **a** Kunststoffrohr mit Einkerbung; **b** Fixierung mit 2 Fäden an Faszie

Die Zökalfistel ist eine schlechte Methode zur Stuhlableitung und sollte dem Patienten nicht zugemutet werden. Denn durch den dünnen, aggressiven Dünndarmsaft kommt es frühzeitig zu schweren entzündlichen Hautreaktionen, die eine wasserdichte Stuhlableitung nicht ermöglichen. Auch wird der Darminhalt über die Zökalfistel nicht vollständig entleert, sondern fließt teilweise über die zu entlastende Anastomose.

Anus praeternaturalis duplex transversalis sive sigmoideus

Ein *vorübergehender* doppelläufiger Kunstafter ist angezeigt, wenn eine Dickdarmanastomose bzw. eine postoperative Anastomoseninsuffizienz entlastet werden muß.

Technik (s. Abb. 32): Die Bauchhöhle wird durch einen kleinen Transrektalschnitt im rechten Oberbauch eröffnet, das Querkolon nahe der rechten Flexur mit einer Overholtklemme unterfahren und mit einem Gummizügel angeschlungen. Über einen Glasreiter wird der Darm vor die Bauchdecke gelagert und mit dem Diathermiemesser eröffnet. Die Darmwand wird mit 4–6 Einzelknopfnähten an der Bauch-

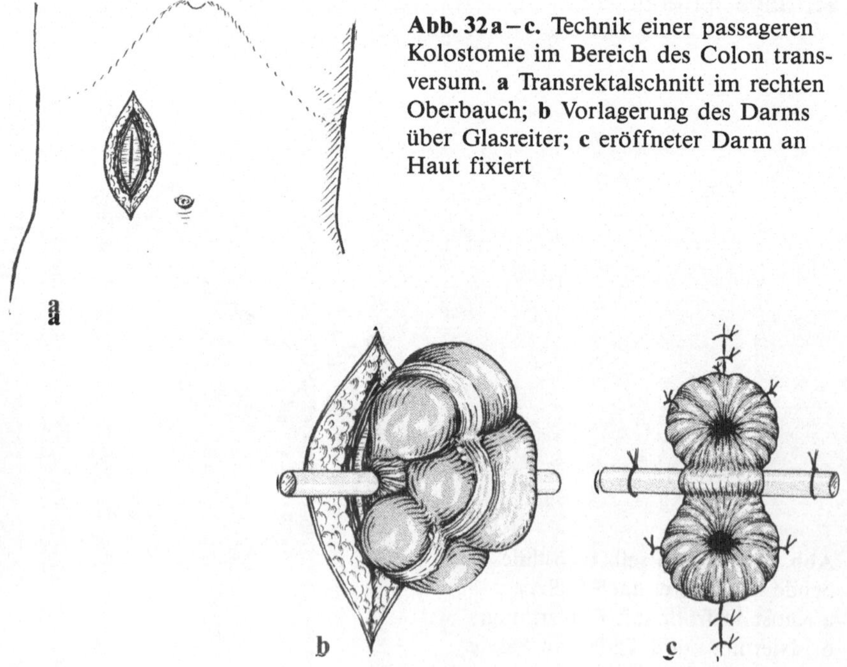

Abb. 32a–c. Technik einer passageren Kolostomie im Bereich des Colon transversum. **a** Transrektalschnitt im rechten Oberbauch; **b** Vorlagerung des Darms über Glasreiter; **c** eröffneter Darm an Haut fixiert

haut befestigt. Diese Technik hat den Vorteil, daß sich die Kolostomie ohne große Schwierigkeiten nach etwa 3 Monaten extraperitoneal wieder verschließen läßt. Die Anlage der Kolostomie nahe der rechten Flexur verhindert, daß der sehr bewegliche Querkolonabschnitt prolabiert.

Verschluß der Kolostomie (Abb. 33): Die Haut wird 0,5 cm von der Kolostomie entfernt mit dem Skalpell umschnitten und der Narbenring zwischen Haut und Schleimhaut elektrisch abgetragen. Danach wird die Mukosa mit einer fortlaufenden Vicrylnaht und die Seromuskularis mit Einzelknopfnähten vernäht. Nach Überprüfung der Durchgängigkeit wird der Darm in die Bauchhöhle zurückverlagert. Die Faszie wird mit 2 oder 3 durchgreifenden Vicrylnähten verschlossen. Die Haut kann man entweder mit einer Naht adaptieren oder sekundär granulieren lassen.

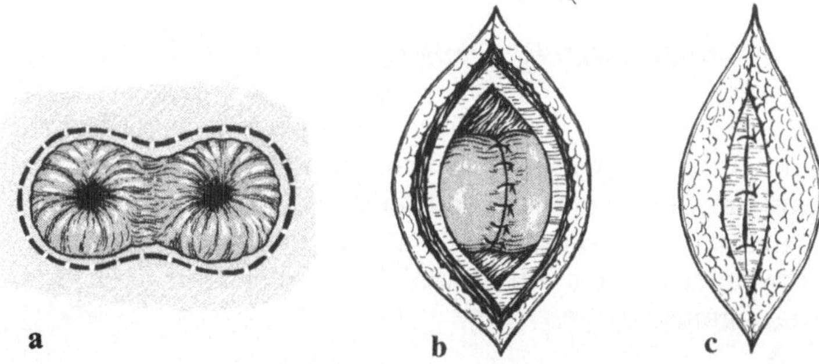

Abb. 33 a – c. Technik des Verschlusses einer doppelläufigen Kolostomie. **a** Umschneidung der Kolostomie; **b** zweireihige Naht der Darmöffnung; **c** Fasziennähte

Ein *permanenter* doppelläufiger Kunstafter ist angezeigt, wenn der Sigma-/Rektumbereich infolge eines inoperablen Tumors oder einer Rektum-Scheiden-Fistel ausgeschaltet werden muß. Zur Vermeidung eines Kunstafterprolapses wird entsprechend dem Vorschlag von Lockhardt-Mummery [1934, zit. nach Stelzner (1981)] unter dem vorgelagerten Darm eine Hautbrücke mit Hilfe eines gestielten Hautlappens gebildet (Abb. 34). Am 10. postoperativen Tag wird dann der vorgelagerte Darm elektrisch durchtrennt.

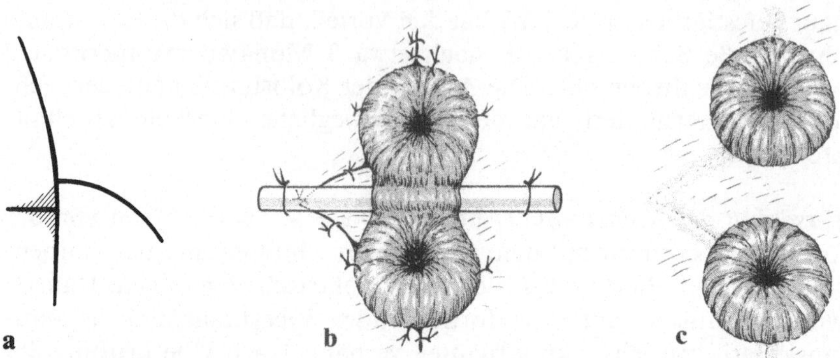

Abb. 34 a – c. Bildung einer Hautbrücke zur Vermeidung eines Prolapses bei permanenter doppelläufiger Kolostomie. **a** Bildung des Hautlappens. Basis soll 2/3 der Gesamtlänge des Lappens betragen. **b** Hautläppchen unter vorgelagerter Darmschlinge auf Gegenseite der Haut fixiert. **c** Durchtrennter Darm am 10. postoperativen Tag

Anus praeternaturalis simplex

Ein permanenter einläufiger Kunstafter ist erforderlich, wenn das Schließmuskelorgan durch Trauma oder Entzündung zerstört wurde bzw. im Rahmen einer Krebsentfernung geopfert werden muß. Für die einläufige Kolostomie kann zwar jedes Segment des Dickdarms verwendet werden; am besten eignet sich dafür aber die frei bewegliche Sigmaschlinge.

Technik (s. Abb. 30): Die Haut wird unterhalb der Gürtellinie, in der Mitte zwischen Nabel und Beckenkamm, kreisförmig umschnitten und exzidiert. Die Faszie wird dargestellt, im para- oder transrektalen Bereich längs gespalten und in der Mitte etwas quer eingeschnitten. Der Muskel wird stumpf durchtrennt und das Peritoneum mit dem Skalpell inzidiert. Die Inzision der Bauchdecke ist dann weit genug, wenn sie für 2 Querfinger durchgängig ist. Mit einem Blasenhaken wird die Inzisionsstelle offen gehalten und das Kolon geschützt durch eine Plastikfolie mit einer Duval-Klemme nach außen gezogen. Die Lücke zwischen herausgeleitetem Darm und innerer Bauchwand wird mit einer sog. Schnürnaht verschlossen, die zwischen dem Peritonealansatz des Darms und der Inzisionsstelle gelegt wird. Die Darmwand wird nicht an die Faszie (dies gefährdet nur die Durchblutung), sondern an die Haut mit einer fortlaufenden Naht oder mit Einzelknopfnähten im Sinne einer Lippenfistel genäht. Dabei ist darauf zu achten, daß gut durchblutete Schleimhaut an die Haut zu liegen

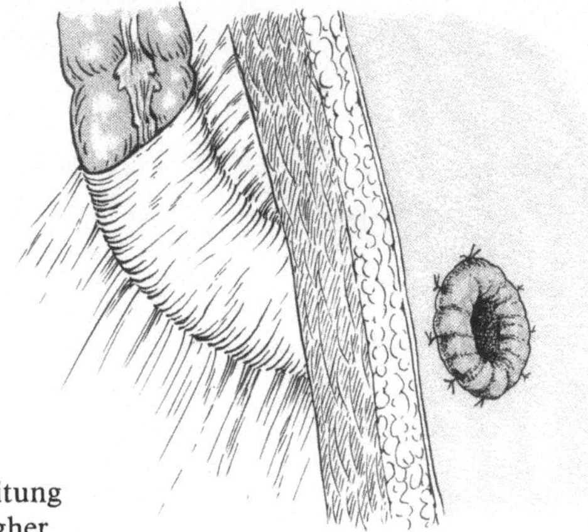

Abb. 35. Subperitoneale Ausleitung des Kolonschenkels nach Goligher

kommt. Dies ist gewährleistet, wenn eine zarte hellrote Blutstraße an der Haut abläuft.

Zur Prolapsprophylaxe empfahl Goligher (1975) den Kolonschenkel subperitoneal nach außen zu leiten (Abb. 35). Dieses Vorgehen macht die Schnürnaht zwar überflüssig, birgt aber die Gefahr der Infektion des subperitonealen Gebiets.

Kommt es zu einer Nekrose des eingenähten Darms mit oder ohne Phlegmone der Bauchdecken, so sollte unverzüglich ein passagerer Querkolonafter vorgeschaltet werden. Der nekrotische Darmanteil bleibt unberührt und wird sekundär abgetragen, ohne die Bauchhöhle zu eröffnen.

Ileostoma prominens

Der Dünndarmafter stellt eine Sonderform der Darmableitung dar. Da der dünnflüssige Darminhalt sehr aggressiv ist und sich kontinuierlich entleert, kommt es leicht und frühzeitig zur schweren Entzündung der umgebenden Haut. Um das Ileostoma wasserdicht ableiten zu können, ist ein Überstehen von 0,5 – 1,0 cm Darm besonders wichtig. – Das Ileum wird aus dem rechten Unterbauch herausgeleitet. Ein passagerer doppelläufiger Ileumafter, der zur Entlastung einer tiefen Rektum-Ileum-Anastomose bzw. nach Anastomoseninsuffizienz angelegt wird, wird über einem Glasreiter vor die Bauchdecke gelagert. Der Darm wird nahe der abführenden Schlinge quer eröffnet und die evertierte Mukosa mit Einzelknopfnähten an die Bauchhaut fixiert (Abb. 36).

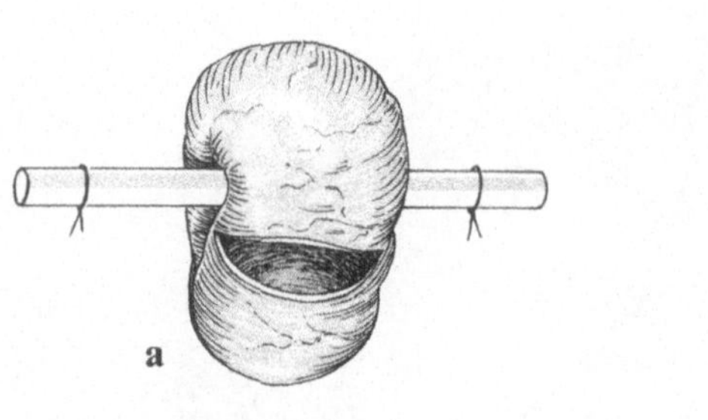

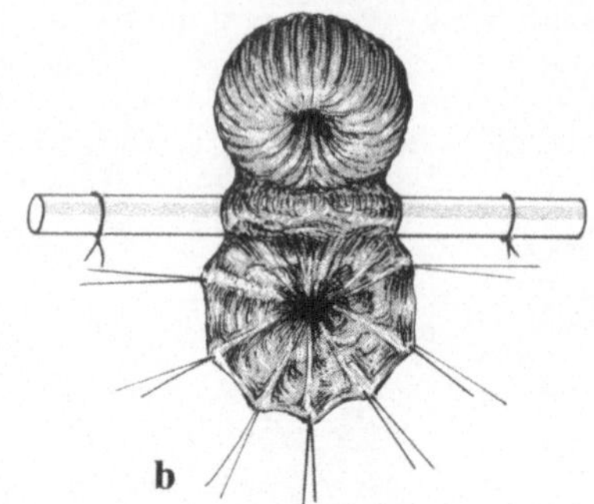

Abb. 36 a, b. Anlage eines doppelläufigen Dünndarmafters. Quere Inzision des Darms nahe dem abführenden Schenkel (**a**); Vernähen der Darmwand mit der Haut (**b**)

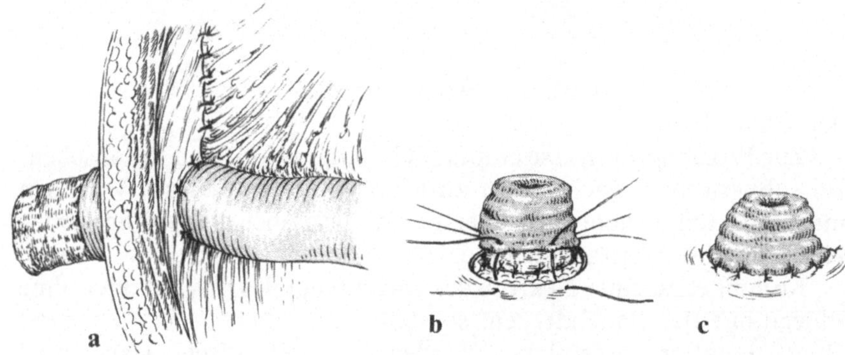

Abb. 37 a – c. Ileostoma prominens. Fixation der Dünndarmschlinge an die Faszie (**a**). Das überstehende Darmende wird umgestülpt und die Schleimhaut an die Bauchhaut genäht (**b**). Fertigstellung des Ileostomas (**c**)

Der permanente endständige Ileumafter ist vor allem bei fettreichen Bauchdecken nicht einfach anzulegen. Zunächst wird das Mesenterium an der inneren lateralen Bauchdecke mit Einzelknopfnähten befestigt. Um den Darm prominent einnähen zu können, muß er auf eine Länge von etwa 2 cm skelettiert werden. Nach Durchziehen der Ileumschlinge durch die Bauchwand wird die Darmwand an der Faszie von innen und außen mit Einzelknopfnähten fixiert. Die umgestülpte Darmwand wird dann an der Haut mit Einzelknopfnähten genäht (Abb. 37).

Stomakomplikationen

Jeder Kunstafter wird durch eine iatrogen gesetzte Bauchdeckenlücke aus der Bauchhöhle herausgeleitet. Weitet sich die Lücke aus, so entsteht die *Stomahernie* unterschiedlichen Ausmaßes (Abb. 38). Dabei sind häufig Dünndarmschlingen neben dem Kunstafter subkutan verlagert. Die Versorgung des Kunstafters kann dann insbesondere bei Fettleibigen erhebliche Probleme bereiten.

Die operative Beseitigung einer Stomahernie ist schwierig, die Rezidivrate hoch. Die Kolostomie wird mit dem Skalpell umschnitten und der Bruchsack dargestellt. Nach Eröffnung werden die Darm-

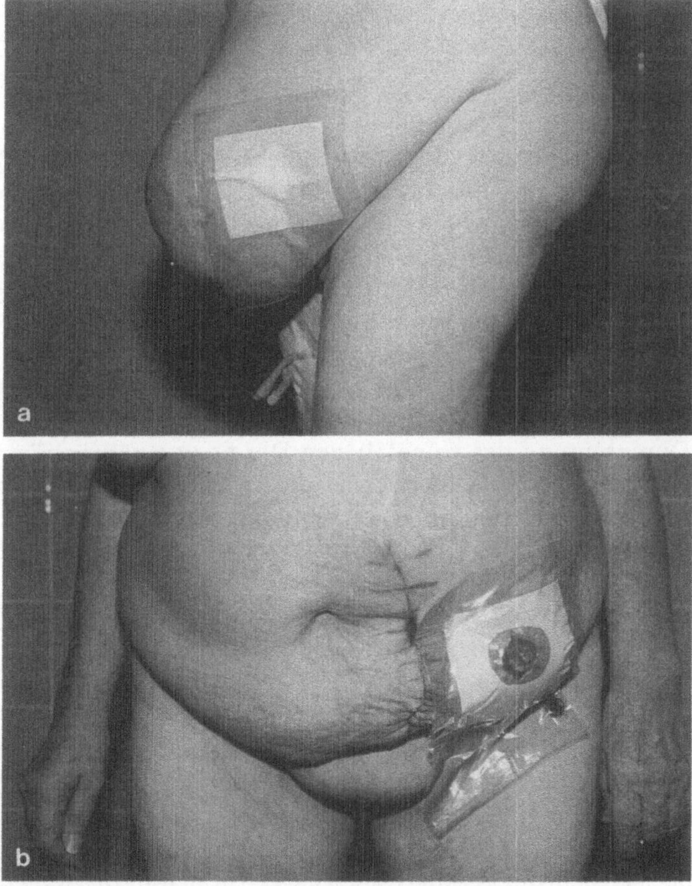

Abb. 38 a, b. Anus-praeter-Hernie bei 72jähriger adipöser Patientin. **a** Vor Operation; **b** nach Korrektur

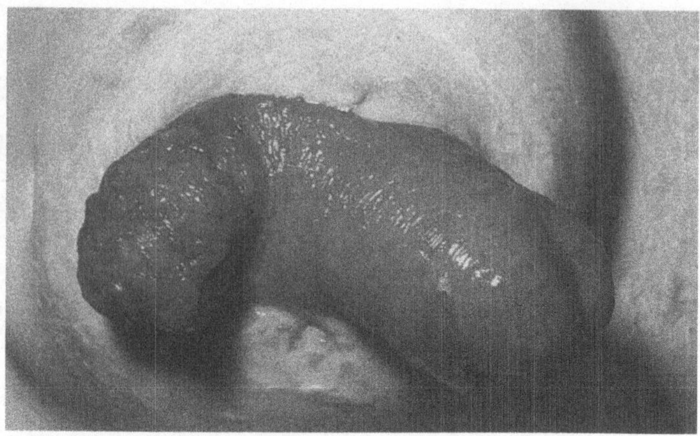

Abb. 39. Anus-praeter-Prolaps

schlingen in die Bauchhöhle zurückverlagert und die Faszienränder exakt freipräpariert. Die Bruchlücke wird mit resorbierbaren PDS-Fäden oder monofilem Draht bis auf 2-Querfinger-Breite eingeengt. Anschließend wird die Kolonschlinge wieder mit einer fortlaufenden Naht in die Bauchhaut eingenäht. Dabei ist darauf zu achten, daß keine Narben oder Hautfalten in unmittelbarer Umgebung des Kunstafters entstehen, die einen wasser- und geruchdichten Abschluß erschweren.

Der *Kunstafterprolaps* (Abb. 39) ist eine Komplikation, die den Patienten sehr belästigt und beunruhigt, aber infolge der erhaltenen Durchblutung des vorgefallenen Darms ungefährlich ist. Es handelt sich dabei um eine Gleithernie, die im Liegen entweder von selbst zurückgeht oder sich unter Verwendung eines Gummihandschuhs manuell reponieren läßt. Ein Prolaps entsteht dann, wenn der bewegliche Darmschenkel zu lang belassen wird. Er muß stets operiert werden, wobei der prolabierte Darmanteil reseziert und neu in die Bauchhaut eingenäht wird.

Eine weitere Komplikation ist die *Stomastenose* (Abb. 40). Sie entsteht dann, wenn die in die Bauchhaut eingenähte Darmwand infolge mangelhafter Durchblutung nekrotisch wird. Die Haut des umgebenden Stomas wird narbig umgewandelt und verengt sich durch Schrumpfung. Da eine Narbe immer die Tendenz zur Kontraktion zeigt, bringt die Bougierung auf Dauer keinen Erfolg. Vielmehr muß der Narbenring exzidiert und der Darm neu in die Bauchhaut eingenäht werden. Dabei ist darauf zu achten, daß das Schleimhautepithel sorgfältig an das Hautepithel genäht wird. Die operative Korrektur

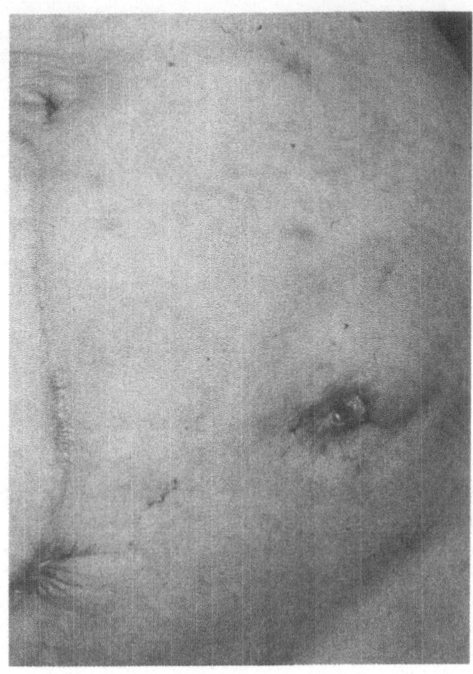

Abb. 40. Anus-praeter-Stenose

ist angezeigt, wenn das Stoma für die Kleinfingerkuppe nicht mehr durchgängig ist.

2.7.7 Analfistel

Die perianale Fistel nimmt meist ihren Ausgang von infizierten Proktodäaldrüsen, die sich im Bereich des M. corrugator ani intersphinktär oder intermuskulär verzweigen. Es handelt sich dabei um exokrine Drüsen, die beim Menschen selten und nur in rudimentärer Form vorkommen. Die Drüsenöffnungen wirken wie ein Trichter, durch den pathogene Keime aus dem Darmlumen eindringen. Je nach Virulenz der Keime entsteht ein Abszeß, der sich intramuskulär ausbreitet.

Die Proktodäaldrüsen münden meist in den Krypten der Linea dentata an der hinteren Kommissur (Krakovic 1974). Entsprechend dem Ursprung, dem Verlauf und der Mündung unterscheidet man verschiedene Formen (Abb. 41): submuköse, transsphinktäre und ischiorektale Fistel. Unabhängig davon kommen selten auch perirektale Fisteln vor, die eine extraanale Ursache haben, die Levatormus-

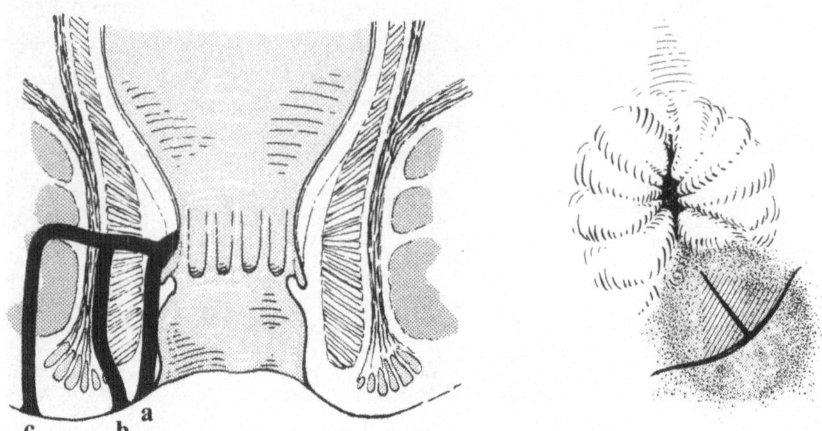

Abb. 41 (*links*). Formen der Analfistel: **a** submukös, **b** transsphinkter, **c** ischiorektal

Abb. 42 (*rechts*). T-förmige Hautinzision des periproktitischen Abszesses. Die Hautecken werden reseziert, um eine rasche Verklebung der Hautränder zu vermeiden und einen guten Abfluß des Wundsekrets zu gewährleisten. Das Einlegen einer Drainage ist dadurch überflüssig

kulatur durchbrechen und durch eine abdominelle Erkrankung verursacht werden.

Nässen am After, Wundsein und Juckreiz deuten auf eine Fistel hin. Oft ist die Erstmanifestation einer inkompletten Analfistel ein periproktitischer Abszeß, der T-förmig inzidiert (Abb. 42) und entleert wird. Um einem Rezidiv vorzubeugen, muß in der gleichen oder in einer zweiten Sitzung der Fistelgang bis zu seinem Ursprung gespalten werden. Bei der rektalen Untersuchung kann man den Ursprung als eine stecknadelkopfgroße Verhärtung tasten. Da der Fistelgang in der Regel schräg von kranial nach kaudal verläuft, ist er am besten mit der Hakensonde zu sondieren.

Die perianale Fistel wird nur dann auf Dauer beseitigt, wenn der Ursprung des Fistelgangs sicher dargestellt und gespalten wird. Dies läßt sich einmal dadurch erreichen, daß man den Fistelgang mit Blaulösung anfärbt und dann spaltet. Besser legt man in den Fistelgang eine Sonde ein. Der Gang wird dann über der eingeführten Sonde entdacht (Abb. 43). Läßt sich die Sonde nicht durch den gesamten Fistelkanal vorschieben, dann wird der Gang schrittweise so weit gespalten, wie die Sonde liegt. Bestehen Bedenken gegen eine einzeitige Spaltung des Fistelgangs, so kann man einen Orientierungsfaden in den Gang legen. In einer 2. Sitzung, etwa nach 1 Woche, kann man

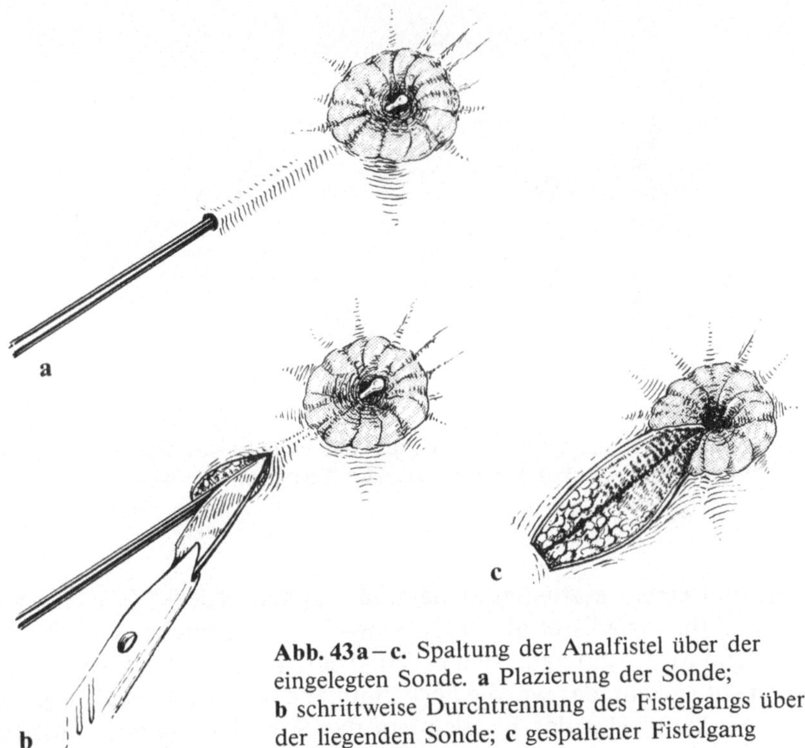

Abb. 43a–c. Spaltung der Analfistel über der eingelegten Sonde. **a** Plazierung der Sonde; **b** schrittweise Durchtrennung des Fistelgangs über der liegenden Sonde; **c** gespaltener Fistelgang

den Schließmuskelanteil oberhalb des Fistelursprungs tasten und den Gang in Lokalanästhesie durchtrennen. Der röhrenförmige Fistelgang muß stets in eine Rinne umgewandelt werden, um eine dauerhafte Heilung zu erreichen (Zängl 1972).

Liegt die perianale Fistel submukös, subkutan oder im unteren Drittel des Schließmuskels – zum Nachweis eignet sich besonders die Hakensonde –, so läßt sich der Gang gefahrlos spalten. Hohe transsphinktäre oder ischiorektale Fisteln sind selten und können nur dann entdacht werden, wenn der M. sphincter externus weitgehend durchtrennt wird. Um dies zu vermeiden, hat sich folgendes Verfahren bewährt (Abb. 44): Das Gangsystem wird von perianal bis zur Rektumwand dargestellt und exzidiert. Der durch die Sphinktermuskulatur ziehende Teil des Gangepithels wird mit dem scharfen Löffel exkochleiert und der narbig veränderte Teil des Fistelostiums ausgeschnitten. Der entstandene Defekt im Schließmuskel wird mit einer durchgreifenden Naht vernäht. Die ursprüngliche Fistelmündung

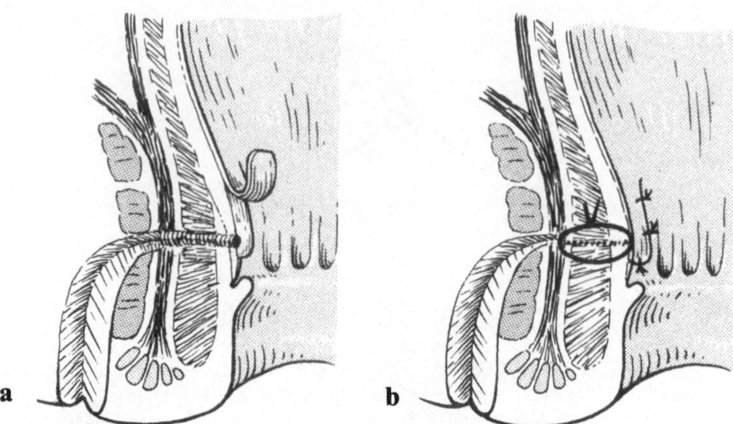

Abb. 44a, b. Spaltung der hohen transsphinktären oder ischiorektalen Analfistel mit Bildung eines Mukosalappens (**a**); nach Fertigstellung (**b**)

wird mit einem gestielten Schleimhautlappen gedeckt (Wedell et al. 1987; Athanasiadis et al. 1991; Seow-Choen u. Nicholls 1992).

Beim M. Crohn kann sich perianal ein ausgedehntes Fistelgangsystem entwickeln, das wie die herkömmliche perianale Fistel gespalten werden kann. Hat das Fistelsystem das Sphinkterorgan zerstört, so bleibt nur die Proktektomie mit Anlage einer permanenten Kolostomie übrig (Herfarth u. Bindewalch 1986).

Eine perianale Fistel mit Abszeßbildung kann bei der Frau (selten) durch eine fistelnde Bartholinitis verursacht und unterhalten werden. Neben Spaltung des Fistelgangs muß zusätzlich die Bartholin-Drüse entfernt werden.

2.8 Fisteln im Urogenitalbereich

2.8.1 Perkutane Nierenfistel

Die Zystoskopie und retrograde Sondierung des Harnleiters mit röntgenologischer Darstellung galt lange Jahre als einzige Möglichkeit, um diagnostische und therapeutische Eingriffe am Nierenbecken und den harnableitenden Wegen durchzuführen. Die Voraussetzung dafür ist aber, daß die Harnröhre mit dem Zystoskop und der Harnleiter mit dem Katheter passiert werden können. Gelegentlich muß man die Untersuchung in allgemeiner Narkose vornehmen.

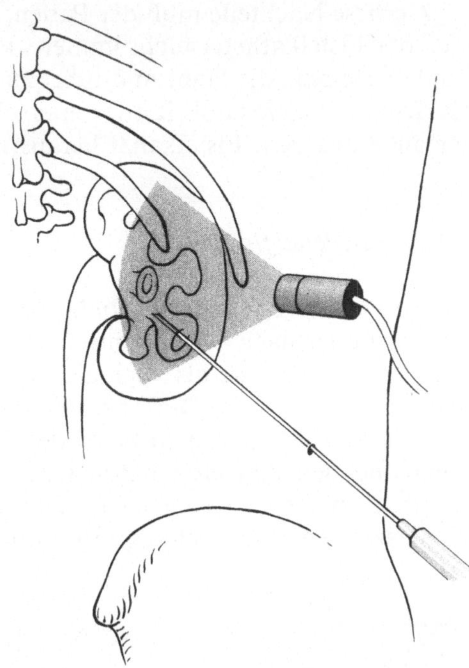

Abb. 45. Technik der perkutanen Nierenfistelung

Mit der Einführung der bildgebenden Verfahren, insbesondere der Sonographie, gelang es auf rasche und für den Patienten wenig belastende Weise, Niere, Nierenbecken und Harnleiter dem Auge sichtbar zu machen. Mit Hilfe entsprechender Katheter kann man dann unter sonographischer Führung das Nierenbecken perkutan punktieren und drainieren.

Technik: In Lokalanästhesie der Haut und Nierenkapsel mit 1%igem Scandicain wird die Niere punktiert und die Nadel unter sonographischer Kontrolle ins Nierenbecken vorgeschoben. Über dem eingelegten Führungsdraht wird dann der Punktionskanal mit den entsprechenden Kathetern auf die gewünschte Weite aufgedehnt und der Katheter eingelegt (Abb. 45).

Die Indikationen zur perkutanen Nierenfistelung sind zahlreich. Am häufigsten ist sie angezeigt, wenn der Harnleiter durch Stein, Tumor oder Striktur verlegt ist. Neben der Urinableitung kann man über den Fistelkatheter auch Steine aus dem Nierenbecken entfernen oder durch lokale Spülungen chemisch auflösen. Harnleiterstrikturen lassen sich mit geeigneten Kathetern antegrad aufweiten (Thueroff 1992).

Gewisse Nachteile muß der Patient aber in Kauf nehmen. So läßt sich der Fistelkatheter nicht immer wasserdicht ableiten. Der austretende Urin reizt die Haut und führt zu einer schmerzhaften Dermatitis. Durch Unachtsamkeit oder mangelnde Fixation kann der Katheter auch aus dem Fistelkanal herausrutschen.

2.8.2 *Harnleiterfistel*

Postoperative Harnleiterfisteln kommen nach gynäkologischen Operationen oder nach Sigmakontinenzresektionen vor. Je nach Ort der Verletzung treten sie als vaginale, sakrale oder abdominale Harnfisteln in Erscheinung. Die Therapie der postoperativen Harnleiterfistel richtet sich nach dem Alter des Patienten, dem Ort der Verletzung und den Abflußverhältnissen. Viele Fisteln verschließen sich spontan über einem eingelegten Harnleiterkatheter. Entwickelt sich eine aszendierende Pyelonephritis infolge Abflußstörung, so ist als

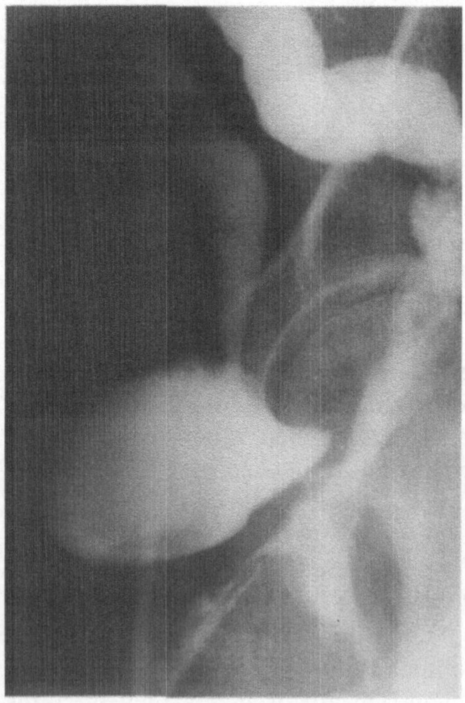

Abb. 46. Röntgenaufnahme einer Sigma-Harnblasen-Harnleiterfistel bei einem 67jährigen Patienten mit Sigmadivertikulitis

Operation in der Regel die Nephrektomie angezeigt (Boeminghaus 1962).

In seltenen Fällen treten spontan *Harnleiter-Darm-Fisteln* auf, nämlich wenn eine Entzündung des Darms auf den Harnleiter übergreift, wie z. B. bei Sigmadivertikulitis (Abb. 46) oder beim M. Crohn des Dünn- oder Dickdarms.

Das führende Symptom sind rezidivierende therapieresistente Harnweginfekte. Der präoperative Nachweis ist wegen der dünnen Verbindung zwischen Darm und Harnleiter sehr schwierig. Er gelingt aber, wenn man den gesamten Harnleiter retrograd mit Kontrastmittel füllt bzw. wenn man den befallenen Darmabschnitt durch Kolonkontrasteinlauf oder Magen-Darm-Passage mit Barium röntgenologisch darstellt. Gelegentlich können auch das Computertomogramm oder die Magnetresonanztomographie einen Hinweis liefern.

Die Therapie besteht in der Resektion des entzündlich befallenen Darmabschnitts. Die Fistelmündung im Bereich des Harnleiters wird übernäht, wobei eine Doppel-J-Schiene vorübergehend eingelegt wird.

Die *Harnleiter-Haut-Fistel* ist eine operative Möglichkeit, um den Harn abzuleiten. Sie kommt in Frage, wenn die Harnblase wegen Krebsbefall oder Tumorinfiltration aus der Nachbarschaft entfernt werden muß.

Technik der Harnleiter-Haut-Fistel: Der Harnleiter wird im iliakalen Abschnitt extraperitoneal freigelegt, mobilisiert und durchtrennt. Dabei ist darauf zu achten, daß das periureterale Gewebe und die Gefäßversorgung geschont werden. Der Harnleiter wird in leicht geschwungenem Verlauf ohne Zug- und Knickbildung zur lateralen Bauchwand geführt und durch eine Extrainzision im linken oder rechten Unterbauch über einen eingelegten Ureterkatheter mit Haltefäden sanft herausgezogen. Mit wenigen Einzelvicrylknopfnähten wird der Harnleiter spannungsfrei an die Bauchhaut genäht (Abb. 47). Dabei sollte der Harnleiterstumpf das Hautniveau etwas überragen, weil sich der vorgelagerte Harnleiter durch Kontraktion oder durch eine umschriebene Stumpfnekrose verkleinert. Die Folge davon sind Stenosen, die zu aszendierenden Harnweginfektionen führen.

Besser als die Harnleiter-Haut-Fistel ist die Harnableitung über die Hautfistel durch Zwischenschaltung einer Dünndarm- oder Dickdarmschlinge (sog. Bricker-Blase). Sie beugt einerseits einer aszendierenden Infektion vor, andererseits läßt sich der Urin über das Ileostoma bequem auffangen (Carroll u. Barbour 1992).

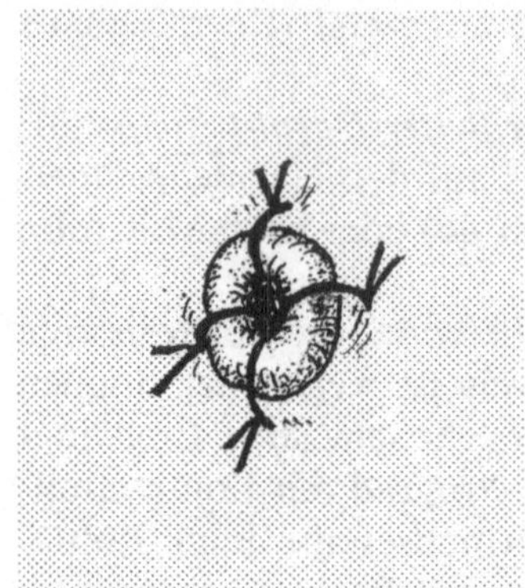

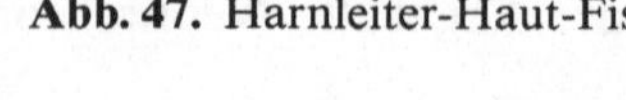

Abb. 47. Harnleiter-Haut-Fistel

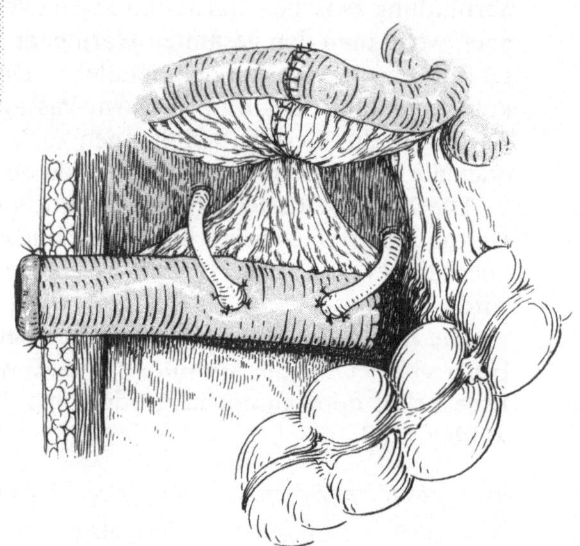

Abb. 48. Dünndarmersatzblase

Technik der Dünndarmersatzblase (Abb. 48): Eine etwa 15 cm lange Dünndarmschlinge wird ausgeschaltet und die Darmkontinuität wiederhergestellt. Das orale Ende des Dünndarmschlauchs wird blind verschlossen. Die Harnleiter werden schräg eingepflanzt, wobei die Mukosa des Harnleiters mit der Mukosa des Darms exakt vernäht wird. Das aborale Ende des Dünndarms wird durch eine Extrainzision aus dem rechten Unterbauch herausgeleitet.

2.8.3 Harnblasenfistel

Harnblasenfisteln kommen häufig vor. Sie werden aber selten durch ein urologisches Leiden verursacht. Die Harnblase kann mit der Haut (äußere Harnblasenfistel), mit dem Intestinaltrakt (innere

Harnblasenfistel) oder mit den weiblichen Genitalorganen verbunden sein.

Äußere Harnblasenfisteln, wie sie nach Schußverletzungen oder suprapubischer Prostatektomie heute sehr selten beobachtet werden, heilen durch längeres Zuwarten spontan aus. Bricht der Fistelgang immer wieder auf, so muß er exzidiert werden. Dabei wird die Blase mobilisiert und der Narbenbereich ausgeschnitten. Anschließend wird die Harnblase mit extramukösen Vicryl-Einzelknopfnähten einreihig verschlossen.

Eine Sonderform der äußeren Harnblasenfistel stellt die suprapubische Harnableitung mit Hilfe des Cystofix-Katheters dar (Abb. 49). Dabei wird die gefüllte Harnblase sonographisch markiert und mit einer Kanüle punktiert. Über eine Führungssonde wird der Katheter anschließend vorgeschoben. – Die Harnblasen-Haut-Fistel mit dem Cystofix-Katheter wird bei Patienten angelegt, die vorübergehend oder dauerhaft einen Harnblasenkatheter benötigen. Nach Entfernung des Katheters schließt sich die Punktionsstelle wieder spontan.

In seltenen Fällen kommt es vor, daß durch die Punktion eine Dünndarmschlinge verletzt bzw. durchstochen wird. Nach Entfernung des Fistelkatheters heilt die Dünndarmfistel meist ab. Nur wenn sich die klinischen Zeichen einer Peritonitis entwickeln, ist die Laparotomie mit Übernähung der Verletzungsstelle angezeigt.

Innere Harnblasenfisteln zwischen Harnblase und Darm werden bei entzündlichen Prozessen im Bereich des Dick- und Dünndarms

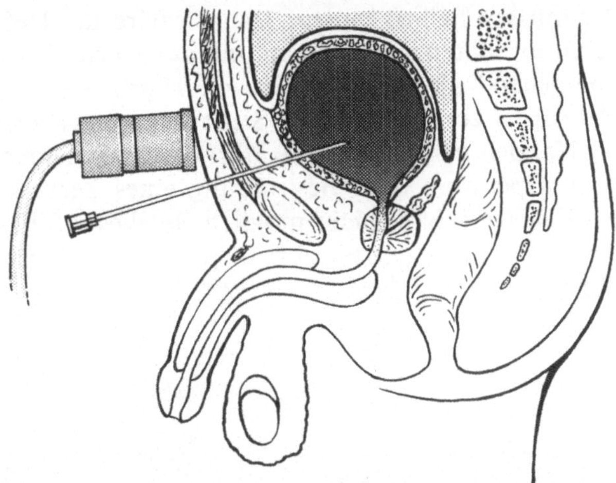

Abb. 49. Harnblasenpunktion zur Einlage eines suprapubischen Katheters unter sonographischer Kontrolle

(Sigmadivertikulitis 50–60%, M. Crohn 10%) oder bei malignen Tumoren mit Einbruch in die Harnblase (10%) beobachtet (Badlani 1980). Durch Resektion des fisteltragenden Darmsegments und einreihige Übernähung der Fistelmündung im Bereich der Harnblase heilt die Fistel aus.

Harnblasen-Scheiden-Fistel

Eine Harnblasen-Scheiden-Fistel kann nach gynäkologischer Operation, nach Bestrahlung oder durch Infiltration eines Uteruskarzinoms auftreten. Durch Spontanabgang des Urins aus der Scheide wird die Patientin sehr belästigt. Die Diagnose läßt sich entweder zystoskopisch oder röntgenologisch sichern. Dabei wird über die Vagina ein Katheter in den Fistelgang eingeführt, der mit Kontrastmittel gefüllt wird.

Kleine Fistelgänge, die nach einer gynäkologischen Operation wegen eines gutartigen Leidens entstehen, heilen spontan ab, wenn der Harn über einen Fistelkatheter vorübergehend abgeleitet wird. Größere Harnblasen-Scheiden-Fisteln bedürfen aber einer operativen Sanierung. Die Operation ist sowohl transvaginal als auch transabdominal möglich. Das transabdominale Vorgehen hat den Vorteil, daß der Fistelbereich breiter und übersichtlicher als von vaginal her freigelegt werden kann. Nach Durchtrennung der Verbindung zwischen Harnblase und Scheide wird das avitale Narbengewebe im Bereich der Vagina und der Harnblase reseziert. Die angefrischten Wundränder müssen hellrot bluten! Danach wird der Defekt mit Vicryl-Einzelknopfnähten verschlossen und der Harn über einen Katheter vorübergehend abgeleitet. Zwischen Harnblase und Vagina kann ein Netzzipfel zur zusätzlichen Sicherung gelegt werden.

Handelt es sich um eine Harnblasen-Scheiden-Fistel bei Zustand nach Operation oder Bestrahlung eines Zervixkarzinoms, dann ist ein Fistelverschluß nicht möglich. In dieser Situation bleibt oft nur die Harnleiter-Haut-Fistel bzw. perkutane Nierenfistel als Palliation übrig.

Literatur

Allen-Mersh TG (1990) Pilonidal sinus: finding the right track for treatment. Br J Surg 77:123–132

Anacker H (1974) Die radiologische Diagnostik der Fisteln im Bereich des Verdauungstraktes. Langenbecks Arch Chir 337:135

Arnold PG, Pairolero PC (1990) Intrathoracic muscle flaps. Ann Surg 6:656–662

Athanasiadis S, Girona J (1982) Chirurgische Behandlung der strahlenbedingten Rectovaginalfisteln durch Kontinenzverfahren. Zentralbl Chir 107:1160ff

Athanasiadis S, Lux N, Fischbach N, Meyer B (1991) Die einzeitige Operation hoher trans- und suprasphincterer Analfisteln mittels primärer Fistulektomie und Verschluß des inneren Fistelostiums. Chirurg 62:608–613

Austen WG, Baue AE (1964) Catheter duodenostomy for the difficult duodenum. Ann Surg 160:781

Badlani G, Sutton AP, Abrams HJ, Buchbinder M, Lewin L (1980) Enterovesical fistulas in Crohn disease. Urology 16:599

Banerjee AK (1992) Surgical treatment of hidradenitis suppurative. Br J Surg 79:863–866

Bätz W, Gamstätter G, Neher M (1985) Aorto-duodenale Fistel nach Aortenersatz – Ursache massiver oberer gastrointestinaler Blutung. Chirurg 56:117–119

Becker H, Probst M, Ungeheuer E (1979) Erhöht die einzeitige Colon- oder Rectumresektion ohne protektive Colostomie die postoperative Komplikationsrate? Chirurg 50:244

Berry DP, Vellacott KD (1992) High jejunal obstruction: a complication of percutaneous endoscopic gastrostomy. Br J Surg 79:1171

Betzler M, Schürmann G, Herfarth C (1992) Chirurgisches Vorgehen bei Morbus Crohn. Chirurg 63:13–19

Block G, Schraub K (1982) The operative treatment of Crohn's enteritis complicated by ileosigmoid fistula. Ann Surg 196:356

Boeminghaus H (1962) Urologie, 3. Aufl, Bd 1. Banaschewski, München-Gräfelfing

Cameron JL (1976) Internal pancreatic fistulas: pancreatic ascites and pleural effusions. Ann Surg 184:587–593

Carroll PR, Barbour S (1992) Urinary diversion and bladder substitution. In: Smith's General Urology, 13th ed. Appleton & Lange, East Norwalk

Carstensen G, Keichel F (1963) Ätiologie und Therapie des Sinus pilonidalis. Chirurg 7:303–308

Dienstl K, Fritsch A, Lill H (1975) Zur Versorgung des nicht verschließbaren Duodenalstumpfes und sekundärer Duodenaldefekte. Acta Chir Austriaca 1:15–20

Ecke H (1980) Behandlungsverfahren bei der chronischen posttraumatischen Osteomyelitis. Schattauer, Stuttgart

Elsas LJ, Gilat T (1965) Cholecystocolonic fistula with malabsorption. Ann Intern Med 63:481

Fabian W, Fabian T (1990) Narben- und Fistelkarzinome. Chir Praxis 42:623–632

Fazio VW, Coutsoftides Th, Steiger E (1983) Factors influencing the outcome of treatment of small bowel cutaneous fistula. World J Surg 7:481–488

Fielding GA, McLatchie GR, Wilson C, Imrie CW, Carter DC (1989) Acute pancreatitis and pancreatic fistula formation. Br J Surg 76:1126–1128

Fischer JE (1983) The pathophysiology of enterocutaneous fistulas. World J Surg 7:446–450

Fishbein RH, Handelsman JC (1979) A method for primary reconstruction following radical excision of sacrococcygeal pilonidal disease. Ann Surg 2:231–235

Fujita H, Shoji M, Noto H, Ueda H, Kusajiena Y, Isobe Y, Miyazaki J (1981) Management of postoperative gastrointestinal fistula. World J Surg 5:743–745

Gellert K, Wacks JH, Kühn F, Lindemann I, Lippert H (1991) Die pankreatikopleurale Fistel als Ursache rezidivierender Pleuraergüsse. Chir Praxis 43:451–460

Gilling-Smith GL, Mansfield AO (1991) Spontaneous abdominal arteriovenous fistulae: report of eight cases and review of the literature. Br J Surg 78:421–426

Ginsberg RJ, Cooper JD (1983) Esophageal fistula. World J Surg 7:455–462

Glenn F, Reed C, Grate WR (1981) Biliary-enteric fistula. Surg Gynecol Obstet 153:527

Goligher JC (1975) Surgery of the anus, rectum and colon, 3rd edn. Baillière Tindall, London

Goligher JC, Graham NG, De Dombal FT (1970) Anastomotic dehiscence after anterior resection of rectum and sigmoid. Br J Surg 57:109

Goodall P (1961) The aetiology and treatment of pilonidal sinus: a review of 163 patients. Br J Surg 49:212–218

Götze KJ (1976) Das perforierte Gallenblasencarzinom. Münch Med Wochenschr 118:469–470

Grill W, Widok K (1962) Zur Technik des Duodenalstumpfverschlusses. Chirurg 33:232

Hamelmann H, Thiermann M (1987) Eingriff am Mediastinum. In: Pichlmaier H, Schildberg FW (Hrsg) Thoraxchirurgie, 3. Aufl. Springer, Berlin Heidelberg New York Tokyo (Allgemeine und spezielle Operationslehre, Bd 6/1)

Hell K, Allgöwer M (1976) Die Colonresektion. Springer, Berlin Heidelberg New York

Herfarth C, Bindewald H (1986) Perianale Erkrankung beim M. Crohn. Chirurg 57:304–308

Hess W, Rohner A, Cirenei A, Akovbiantz A (1986) Die Erkrankungen der Gallenwege und des Pankreas. Piccin, Padua

Hierholzer G (1975) Eingriffe bei Osteomyelitis. In: Breitner B (Hrsg) Operationslehre, Bd 6, Erg. 21. Urban & Schwarzenberg, München, S 2–20

Hill GL (1983) Operative strategy in the treatment of enterocutaneous fistulas. World J Surg 7:495–501

Hollender LF, Marie AJ (1976) Pankreasfisteln. In: Breitner B (Hrsg) Operationslehre, Bd 4/1. Urban & Schwarzenberg, München, S 110–115

Hollender LF, Meyer C, Calderoli da Silva e Costa H, Alexiou D (1980) Ein- oder mehrzeitiges Vorgehen in der akuten Colonchirurgie. Wien Med Wochenschr 2:53–55

Hollender LF, Meyer C, Avet D, Zeyer B (1983) Postoperative fistulas of the small intestine: therapeutic principles. World J Surg 7:474–480

Holmes SAV, Christmas TJ, Kirby RS, Hendry WF (1992) Management of colovesical fistulae associated with pelvic malignancy. Br J Surg 79:432–434

Jugenheim J, Ciardullo M, Traynor O, Bismuth H (1988) Bronchobiliary fistulas in adults. Ann Surg 207:90

Jung M, Rauth M, Manegold BC (1986) Endoscopic therapy of fistulae with fibrin tissue. In: Schlag G, Redl H (eds) Fibrin sealant in operative medicine, vol 6: General surgery and abdominal surgery. Springer, Berlin Heidelberg New York Tokyo

Kessler H, Husemann B, Gall FP (1991) Enterale und perianale Fisteln bei M. Crohn: Therapieergebnisse und Follow-up nach intestinaler Resektion. Vortrag Ischgl, CICD, Österr Sektion

Kogel H, Vollmar JF (1986) Die aorto-enterische Fistel. Dtsch Med Wochenschr 49:1892–1896

Kraković M (1974) Untersuchungen über die Verteilung der Proctodealdrüse beim Menschen in Bezug auf den Umkreis des Analkanals und ihre Beziehung zur anorectalen Fistel. Langenbecks Arch Chir 336:141–154

Krauspe C, Stelzner F (1962) Pyodermia fistulans sinifica. Chirurg 33:534

Kretschmer KP (1975) Der künstliche Darmausgang, Ostomien des Darmes. Thieme, Stuttgart

Kremer K, Jünemann A, Sailer R (1975) Ursachen und Ergebnisse der Frühlaparotomie nach Eingriffen am Magen. Aktuel Chir 10:315–324

Krupp S, Chapuis G (1984) Zur Korrektur der recto-vaginalen Fisteln. In: Lemperle G, Koslowski L (Hrsg) Chirurgie der Strahlenfolgen. Urban & Schwarzenberg, München

Kummer D, Bustamante L, Grosse B (1980) Wundheilungsstörungen und Letalität bei ein- und mehrzeitiger Sigma- und Rektumresektion. Chirurg 51:110–114

Kümmerle F (1980) Klinik und Therapie der Divertikulitis des Dickdarms. Dtsch Med Wochenschr 105:661

Lansden FT et al (1989) Treatment of external pancreatic fistulas with somatostatin. Am Surg 55:695 ff

Lechner P (1991) Der Mucosa-Verschiebelappen in der Behandlung supra- und hoch-transsphinktärer Analfisteln. Chirurg 62:891–894

Lennert K (1965) Pathologische Anatomie der Osteomyelitis. Enke, Stuttgart

Lennert KA, Müller U (1988) Ist die spontane innere bilio-digestive Fistel eine Operationsindikation? Chirurg 59:482–485

Look P, Kleinau W, Henze E (1977) Das Fistelcarzinom auf dem Boden der chronischen Osteomyelitis. Zentralbl Chir 102:998–1005

Manegold BC, Jung M (1988) Fibrinklebung in der Endoskopie. Springer, Berlin Heidelberg New York Tokyo

Mangold G (1974) Pankreasfisteln. Langenbecks Arch Chir 337:127

Marks J, Harding KG, Hughes LE (1985) Pilonidal sinus – healing by open granulation. Br J Surg 72:737–740

Massoun H, Gerlach U, Manegold BC (1993) Impfmetastase nach perkutaner endoskopischer Gastrostomie (PEG). Chirurg 64:71–72

Mehta AJ, McDowell DE, James EC (1978) Treatment of massive gastrointestinal hemorrhage from aortoenteric fistula. Surgery 146:59–62

Miller B, Jacobs G (1976) Der Patient mit künstlichem Darmausgang. Internist 17:302–312

Moreaux J, Vous C (1990) Elective resection for diverticular disease of the sigmoid colon. Br J Surg 77:1038

Mörl FK, Künkel HP (1974) Früh- und Spätintervention nach Billroth II-Resektion wegen Gastro-Duodenalulcus. Med Welt 25:963

Müller-Wiefel H (1979) Arterio-venöse Fistel. In: Breitner B (Hrsg) Operationslehre 1V/1. Urban & Schwarzenberg, München, S 149–151

Néve W de (1979) Stoma-Versorgung mit technischen Mitteln. Zentralbl Chir 104:850–857

Nissen R (1954) Die Resektionstechnik beim chronischen Duodenal- und Jejunalgeschwür. Thieme, Stuttgart

Nohl-Oser HC, Salzer GM (1985) Lungenchirurgie. Thieme, Stuttgart

Parks AG, Allen CLO, Frank JD, McPartein JF (1978) A method of treating post-irradiation rectovaginal fistulas. Br J Surg 65:417–421

Patrassi N, Basoli A, Loriga P, Blandamura V, Carboni M (1975) Spontaneous internal biliary fistulas. Am J Gastroenterol 53:181–186

Peiper HJ (1968) Intra- und postoperative Komplikationen in der Magenchirurgie. Langenbecks Arch Chir 322:157–171

Pelster FW, Reichelt S, Arndt M, Eising EG (1989) Effekte bariumsulfathaltiger Röntgenkontrastmittel auf enterocutane Fisteln. Zentralbl Chir 114: 1355–1362

Pfeiffer M, Winkler R (1979) Nahtbruch nach BI-Resektion. Häufigkeit und klinisch-therapeutische Relevanz. Zentralbl Chir 104:1477–1484

Ponsky JL, Gauderer MWL (1989) Perkutaneous endoscopic gastrostomy: indications, limitations, techniques and results. World J Surg 13:616–623

Remé H (1960) Die tuberculöse Fistel. Langenbecks Arch Chir 295:521

ReMine WH (1974) Biliary enteric fistulas; natural history management. Adv Surg 7:69

Riedler L, Hinterhuber H (1979) Zur Lebensproblematik der Dauer-Kunstafterträger. Chirurg 50:569–572

Rockey DC, Cello JP (1990) Pancreaticopleural fistula. Report of patients and a review of the literature. Medicine 69:332–344

Rüdiger J, Draenert K (1977) Fistelmalignom bei chronischer Osteomyelitis nach Granatsplitterverletzung. Chir Prax 22:643–652

Schmitz W, Saggau W (1981) Bronchustumpffistel. In: Kremer K et al (Hrsg) Intra- und postoperative Zwischenfälle, Bd 1. Thieme, Stuttgart

Schomacher PH, Osmers F, Garnefeld W, Tiwisina K (1980) Gastroenterokolische Fisteln: Diagnostik und Therapie. Klinikarzt 9:1012–1022

Schraut WH, Chapman C, Abraham VS (1988) Operative treatment of Crohn's ileocolitis complicated by ileosigmoid and ileovesical fistulae. Ann Surg 207:48

Schreiber HW (1985) Operationen bei gastrojejunokolischer Fistel. In: Kremer K et al (Hrsg) Intra- und postoperative Zwischenfälle, 3. Aufl, Bd 2: Abdomen. Thieme, Stuttgart

Schreiber HW, Eichfuss HP, Farthmann E, Kortmann KB (1975) Gastrojejunokolische Fistel. Zentralbl Chir 105:914

Schriefers KH, Gök Y (1974) Fisteln im Bereich der Speiseröhre, des Magens und der Gallenwege. Langenbecks Arch Chir 337:119

Schrock TR, Denevey CW, Dunphy JE (1973) Factors contributing to leakage of colonic anastomoses. Ann Surg 177:513–518

Schulz F, Fuegger R, Polcik J (1984) Relaparotomie nach Magenoperationen. Langenbecks Arch Chir 362:263–274

Sciuk J, Erlemann R, Schober O, Peters PE (1992) Bildgebende Diagnostik der Osteomyelitis. Dtsch Ärzteblatt 28/29:2462–2473

Seow-Choen F, Nicholls RJ (1992) Anal fistula. Br J Surg 79:197–205

Simons MP, Hoitsma HFW, Geraldts AAM, Schipper MEJ (1992) Bilateral pancreaticopleural fistula treated by distal pancreatectomy. Br J Surg 79:670–671

Soybel DI, Kestenberg A, Brunt EM, Becker JM (1989) Gastrocolic fistula as a complication of benign gastric ulcer: report of four cases and update of the literature. Br J Surg 76:1298–1300

Stansby G, Greatorex R (1989) Phenol treatment of pilonidal sinuses of the natal cleft. Br J Surg 76:729–730

Stelzner F (1970) Die (selbstheilende) Coecalröhrenfistel zur Sicherung von Anastomosen mit dem Colon und dem Rektum. Chirurg 51:281

Stelzner F (1974) Fisteln im Bereich des Dünndarms, des Dickdarms und des Anorectums. Langenbecks Arch Chir 337:131–134

Stelzner F (1981) Die anorectalen Fisteln, 3. Aufl. Springer, Berlin Heidelberg New York

Stelzner F (1984) Die Ursache des Pilonidalsinus und der Pyodermia fistulans sinifica. Langenbecks Arch Chir 362:105–118

Stücker FJ, Larena A, Hoffmann K, Zumtobel K (1973) Frühe und Re-Intervention nach Resektion wegen Gastroduodenalulcus. Chirurg 44:7–14

Thueroff JW (1992) Perkutaneous endourology and ureterorenoscopy. In: Smith's general urology, 13th edn. Appleton & Lange, East Norwalk

Troidl H, Vestweber KH, Eypasch E (1987) Endoskopisch-therapeutische Verfahren an Oesophagus und Magen (ohne Blutung). Chirurg 58:369–382

Vara-Thorbeck R, Mekinassi K, Berchid S (1990) Phenol treatment of pilonidal sinuses. Chir 115:777–780

Vestweber KH, Troidl H, Sommer H (1984) Perkutane endoskopische Gastrostomie. Dtsch Med Wochenschr 109:1203

Vogt EG (1929) Congenital esophageal atresia. Am J Roentgenol 22:163

Vollmar J (1964) Traumatische arterio-venöse Fisteln; Erfahrungsbericht über 190 Fälle. Zentralbl Chir 89:1930–1939

Vollmar J (1975) Arterio-venöse Fisteln. In: Vollmar J (Hrsg) Rekonstruktive Chirurgie der Arterien, 2. Aufl. Thieme, Stuttgart

Wedell J, Meier zu Eissen P, Banzhaf G, Kleine L (1987) Sliding flap advancement for the treatment of high level fistulae. Br J Surg 74:390

Wedell J, Banzhaf G, Mrohs A, Fischer R (1989) Plädoyer für die primäre Resektion mit primärer Anastomose bei der komplizierten Sigmadivertikulitis. Langenbecks Arch Chir 374:259

Weerda H (1980) Die Chirurgie der zervikalen Trachea. „Im Dienste der Chirurgie", Ethicon, Hamburg

Winkler R (1978) Allgemeine und chirurgische Therapie intestinocutaner Fisteln. In: Raff K, Kivelitz H (Hrsg) Stomata und Fisteln. Schwarzeck, München

Wirsching RP, van Randenborgh J (1990) Akute Divertikulitis mit Komplikationen. Münch Med Wochenschr 132:441

Wolloch Y, Glanz J, Dinstmann M (1976) Spontaneous biliary-enteric fistula. Am J Surg 131:680

Zängl J (1972) Mastdarmfisteln. Langenbecks Arch Chir 332:417

Zenker R, Berchtold R, Hamelmann H (Hrsg) (1975) Die Eingriffe in der Bauchhöhle, 3. Aufl. Springer, Berlin Heidelberg New York (Allgemeines und spezielle Operationslehre, Bd 7/1)

Zwemer FL, Coffin-Kwart VE, Conway MJ (1979) Biliary-enteric fistulas. Am J Surg 138:301

Springer-Verlag und Umwelt

Als internationaler wissenschaftlicher Verlag sind wir uns unserer besonderen Verpflichtung der Umwelt gegenüber bewußt und beziehen umweltorientierte Grundsätze in Unternehmensentscheidungen mit ein.

Von unseren Geschäftspartnern (Druckereien, Papierfabriken, Verpackungsherstellern usw.) verlangen wir, daß sie sowohl beim Herstellungsprozeß selbst als auch beim Einsatz der zur Verwendung kommenden Materialien ökologische Gesichtspunkte berücksichtigen.

Das für dieses Buch verwendete Papier ist aus chlorfrei bzw. chlorarm hergestelltem Zellstoff gefertigt und im pH-Wert neutral.